Elogios para *¡Gracias por el mamograma!*

«*¡Gracias por el mamograma*! Brindará aliento, esperanza y un toque de la muy necesitada alegría para toda mujer que padezca de cáncer de mama. Al relatar su historia, Laura Jensen Walker nos recuerda a todos que aunque el cáncer no es un chiste, con frecuencia, la vida es divertida y a veces la risa es realmente la mejor medicina».

—PATINADORA OLÍMPICA **PEGGY FLEMING JENKINS,**
SOBREVIVIENTE DE CÁNCER DE MAMA

«Muy informativo, pero también definitivamente positivo y alentador para todas las mujeres que tienen que enfrentar las terribles pruebas y tribulaciones del cáncer de mama. El genuino sentido del humor [de la autora] revela por qué es tan importante mantener una actitud positiva. También disfruté mucho del capítulo escrito por su esposo. Realmente, los maridos también atravesamos por nuestro trauma con el cáncer de mama cuando este afecta a nuestra esposa y a otras personas cercanas a nosotros».

—**DOCTOR GREG JENKINS,** ESPOSO DE PEGGY FLEMING

«No podía dejar de leer este libro. Es una demostración poderosa de la capacidad de la paciente para vencer una enfermedad que todos repudiamos. El enfoque de la autora tiene que incorporarse profundamente en los planes de tratamiento que ofrecen las terapias convencionales. Es una lectura obligada para los pacientes, los médicos y todos los que participan en la atención del cáncer de mama. Este libro traerá paz a quienes la necesitan desesperadamente».

—**DOCTOR ERNIE BODAI,** CREADOR DE LA ESTAMPILLA POSTAL
CONCIENCIA SOBRE EL CÁNCER DE MAMA

«Una de las herramientas más poderosas y efectivas en la guerra contra el cáncer es el buen humor. Laura Jensen Walker esgrime de manera magistral esta arma indolora e indispensable en su libro *¡Gracias por el mamograma!* maravillosamente escrito. No es que embellezca los momentos más pesados de la batalla contra el cáncer, sino que les da equilibrio a través del sentido del humor y las verdades de la Palabra de Dios».

—**JAN DRAVECKY,** VICEPRESIDENTE, DAVE DRAVECKY'S OUTREACH OF HOPE
[ALCANCE DE ESPERANZA DE DAVE DRAVECKY], MINISTERIO NACIONAL DEL CÁNCER

«La mejor medicina para lo que nos aqueja con frecuencia es una compañera sobreviviente compasiva, risueña y llena de esperanza que nos tome de la mano para cruzar el oscuro valle. Nadie necesita atravesar sola por el cáncer de mama. Laura es la compañera perfecta para la jornada, a través de la risa, las lágrimas y la útil información en *¡Gracias por el mamograma!*»

—**BECKY FREEMAN,** ORADORA NACIONAL Y AUTORA DE WORMS IN MY TEA

«*¡Gracias por el mamograma*! no es para todas las mujeres. Solo es para las que hayan experimentado el cáncer, las que aman o amaban a alguien con cáncer, las que conocen o conocieron a alguien que tuvo cáncer, las que se preocupan al enfermar de cáncer, las que alguna vez vieron una película en la televisión sobre el cáncer, las que han leído sobre cáncer en un cartel de un autobús... en otras palabras, cariño, este libro es para ti. Es un enfoque alentador y bullicioso a lo que de otra manera parecería un asunto serio y atemorizante. Compre un ejemplar para cada mujer que conozca».

—**Liz Curtis Higgs,** autora de Help! I'm Laughing and I Can't Get up [¡Socorro! Me estoy riendo tanto que no puedo levantarme] y Bad Girls of the Bible [Mujeres malas de la Biblia]

«No siempre entendemos las vueltas y revueltas de nuestro sendero a través de esta vida, pero en este libro Laura Jensen Walker nos recuerda que la fe en Dios y un buen sentido del humor ayudan a mantenernos en el camino y fuera de la zanja. Si usted, o alguien que conoce, está enfrentando un desafío, este libro es una epístola de aliento... y de mucha risa también».

—**Martha Bolton,** escritora de comedias y autora de I Love You... Still [Todavía te quiero]

«Laura realizó una hazaña casi imposible: Atacó al cáncer con una dosis masiva de humor ¡y ganó! Este es un libro esperanzador, animoso, sensible e increíblemente real, que va y viene con el sello del humorismo que le pone la firma de Laura. Es mucho más que un buen entretenimiento, es una buena medicina».

—**Dave Meurer**, autor, The Daze of Our Wives: A Semi–Helpful Guide to Marital Bliss [Las mareas de nuestras esposas: Una guía semiayudadora para la completa felicidad conyugal].

«Nunca antes pensé en la palabra "gracias" en relación con mi mamograma hasta que Laura Jensen Walker reajustó mi manera de pensar. Ahora digo "gracias" a Laura por recordarnos lo graciosa que puede ser la vida aun en medio de sus más devastadoras interferencias».

—**Sue Buchanan,** oradora, autora de I'm Alive and the Doctor's Dead... Surviving Cancer with Sense of Humor and Your Sexuality Intact [Estoy viva y el médico murió... Sobreviva el cáncer con sentido del humor y su sexualidad intacta] y sobreviviente de cáncer de mama.

¡Brindará aliento, esperanza y un toque de la muy necesitada alegría a toda mujer que padezca de cáncer de mama!

Patinadora olímpica **Peggy Fleming Jenkins**, sobreviviente de cáncer de mama

¡Gracias por el Mamograma!

Para combatir el cáncer con fe, esperanza y una dósis saludable de risa

Laura Jensen Walker

Prólogo del Dr. Vincent Caggiano

EDITORIAL UNILIT

Publicado por
Editorial Unilit
Miami, Fl. 33172

Primera edición 2002

Originalmente publicado en inglés con el título: *Thanks for the Mammogram!* por
Fleming H. Revell una división de
Baker Book House Company
Grand Rapids, Michigan, 49516, U.S.A.

Traducido al español por: Martha Castilleja

Producto 495247
ISBN 0-7899-0998-7
Impreso en Colombia
Printed in Colombia

Para mamá, con amor y gratitud

y en recuerdo a Erma Bombeck y
a las que partieron antes que nosotros...

Todo lo que es verdadero,
Marita Brys
todo lo honesto,
Lil Hooper
todo lo justo,
Laura Kehoe
todo lo puro,
Stephanie Suzanne Sheely
todo lo amable,
Kia Margaret Stirk
todo lo que es de buen nombre;
Carla Anne Valles
si hay virtud alguna
Jane Valenzuela
si algo digno de alabanza,
Pat Walter
en esto pensad.
FILIPENSES 4:8

Contenido

Prólogo

Cuando Laura Jensen Walker me pidió que escribiera una introducción para este libro, me sentí honrado. Después de todo, yo fui el oncólogo de Laura. Fui yo quien escribió la receta de la alta dosis de quimioterapia que Laura recibió como parte de una prueba clínica auspiciada por el Instituto Nacional del Cáncer. Vi a Laura en los mejores y en los peores momentos. Le administré la última prueba y aún ella seguía haciendo bromas para animarme y ayudar a los demás.

¡Gracias por el mamograma! es el resultado del encuentro de Laura con el cáncer de mama, y por necesidad, con el gremio médico. Laura, una periodista consumada, cuestionó e investigó buscando respuestas a lo desconocido. Nunca vaciló ni una sola vez sobre su determinación de vivir y gozar de la vida en toda su plenitud.

La primera lectura que di al manuscrito tocó profundamente mi corazón y volví a vivir algunos de los momentos espantosos y aun así humorísticos de la batalla de Laura contra el cáncer de mama. Como dice Laura: «El cáncer no es gracioso pero ella encuentra el humor y la esperanza en las situaciones cotidianas, tocando el corazón de todos los que la rodean, amigos, familia, enfermeras e incluso médicos. Durante sus momentos más oscuros y atemorizantes Laura siempre tuvo una buena palabra, una sonrisa, un poco de esperanza. Nunca perdió su fe.

Para mí *¡Gracias por el mamograma!* no es solo una crónica de los acontecimientos relacionados con el cáncer, es mucho más que eso. Es observar cómo la familia, los amigos, la fe y el humor de Laura se mantuvieron cerca de ella, de manera integral y sana durante ese período terrible de «insanidad temporal» que llamamos quimioterapia adyuvante.

De seguro los lectores reirán y llorarán, llorarán y reirán, al leer este libro. No puedo pensar en algo más hermoso, esta es la verdadera vida.

Dr. Vincent Caggiano

Reconocimientos

Este es el libro más difícil que he escrito (de la legión de tres que tengo hasta ahora) y el más cercano a mi corazón. Nunca lo hubiera hecho sin el amor y el apoyo de las siguientes personas:

Primero, mi esposo y alma gemela, Michael, tú eres el mejor regalo que Dios me ha dado. Gracias, mi amor, por revivir lo que fue un momento tan difícil para ti y por la manera tan elocuente y honesta de transferir esos recuerdos a tu propio capítulo: *El cuerpo de ella, el dolor de él.* Hicimos un gran equipo, en y fuera de las páginas. Colaboremos de nuevo, pero la próxima vez no lo hagamos mientras tenemos la presión de fechas límites.

A Bettie Eichenberg, mi mamá, una sobreviviente de cáncer de mama desde hace quince años que siempre ha sido mi mayor estímulo: gracias por todo, incluso el bienvenido sustento de esas regias comidas durante la presión de la fecha límite (el estómago de Michael también te lo agradece).

A Lisa, mi hermana, gracias por toda tu experiencia médica de último minuto... y por deletrear la palabra «aréola» correctamente.

Mi agradecimiento especial a las sobrevivientes de cáncer de mama que de manera tan generosa contestaron mis preguntas y me contaron sus historias de cáncer: Beverly Ann, Karen Chacon, Eve Dorf, Lynda Duncan, Bettie Eichenberg, Charlotte Frazier, Robyn Gibbons, Linda Gundy, Barbara Johnson,

Nancy MaGuire, Barbara Nichols, Bonnie Sheaffer, Beverly Pierce Stroebel, «tía» Annette Sura, Debbie Thomas, Lee Tincher, Janis Whipple y Sherris White. Gracias por su franqueza y su valentía. Este libro también es de ustedes.

Eve, gracias por compartir conmigo tu arte, que brindó la inspiración para el título de este libro.

Muchas gracias, como siempre, a Lana, que le da nuevo significado a las palabras *amor incondicional.*

A las compasivas enfermeras de oncología del Centro de Cáncer Sutter y del Hospital General Mercy de Sacramento ¡para ustedes, chicas, lo mejor! Gracias por sus tiernos cuidados (Lisa, todavía envidio tu pelo grueso y largo hasta la cintura ¿vamos a cambiar?)

Mi cálida gratitud para mis médicos y cirujanos, por su destreza y cuidados: Vincent Caggiano, Virginia Hawes, Debra Johnson y Karin Klove. Doctor Caggiano, usted es un príncipe entre los oncólogos.

A nuestros amigos médicos retirados, Chuck y Nela Hammel: gracias por su disponibilidad y disposición para responder a nuestras preguntas de oncología durante los primeros días de tanto temor después del diagnóstico. Un agradecimiento especial por apoyar a Michael a lo largo de ese tiempo de prueba.

Lo mismo para Sheri. Los queremos.

Para Steve Laube, quien vio la necesidad de este libro y me alentó a escribirlo. Steve, te deseo una larga vida y prosperidad.

A Susan Yates y Tom Thompson de Yates y Yates, gracias por su invariable confianza en este proyecto desde que se inició.

Con la más profunda gratitud a mi maravillosa editora —y nueva amiga— Lonnie Hull DuPont que tuvo la visión de este libro, observó su potencial y me alentó con su entusiasmo. Gracias, de manera especial, por la dirección de arte de Cheryl Van Andel y a la diseñadora Gayle Raymer ¡por la maravillosa portada! A Lonnie, Cheryl y al resto del equipo de Revell, gracias por darme la oportunidad y por convertir este sueño en realidad (un agradecimiento especial también a Twila Bennett, por su magistral publicidad).

Como siempre, mi sincero agradecimiento a Katie Young, mi amiga poeta, extraordinariamente talentosa, quien siempre es la primera lectora de mis libros y que continuamente me anima para «ser cómica» aunque no me sienta cómica en ese momento. Katie, tú mereces una medalla por leer los muchos primeros borradores y alentarme durante mis (ocasionales) sollozos. Gracias por mi retiro literario anual Sebastopol y por tus galletas de chispas de chocolate.

Pero, sobre todas las cosas, gracias Dios mío por darme la vida y guiar mi pluma.

Introducción

Y si me río de cualquier cosa mortal,
es para no llorar.

LORD BYRON

El cáncer no es algo simpático.

Pero el buen humor es curativo.

Como alguien que padeció cáncer de mama, la mastectomía, quimioterapia y reconstrucción, y logró llegar en buenas condiciones al otro lado, bueno, aunque un poco asimétrica, aprendí por experiencia propia que la risa ayuda.

En grande.

Desde ir calva a donde nunca antes hubiera pensado llegar, hasta perder catorce kilos en treinta días con la dieta de la quimioterapia, el humor siempre fue un arma efectiva en mi batalla contra este padecimiento que no hace excepción.

Casi todas las personas, ya sea una amiga, vecina, compañera de trabajo, esposa, madre o hermana, se han visto afectadas directa o indirectamente por el cáncer de mama. Las sobrevivientes de cáncer con las cuales hablé durante estos años dicen que la fe y el frecuente sentido del humor fue lo que les ayudó a pasar por este penoso trance.

Estoy completamente de acuerdo. Pero esto no quiere decir que me reí durante toda la experiencia del cáncer.

No, no fue así.

Hubo días en los que no encontré nada que me resultara ni remotamente gracioso (piense en la quimioterapia y en los vómitos). Sin embargo, lo que más me ayudó fue hablar con otras mujeres que estaban pasando lo mismo que yo. Comparábamos nuestras cicatrices de la mastectomía, nos contábamos historias cómicas de pelucas y la manera en que la reconstrucción afectó nuestra vida sexual (los implantes salinos tienen la tendencia de estrujarse en algunas situaciones) y simplemente nos reíamos.

Sí, reír.

Hay algunas personas que se resisten a la idea del cáncer y el buen humor. Algunas hasta piensan que es una especie de actitud «enfermiza». Pero si usted ha estado enferma de cáncer o tuvo esta experiencia con un ser amado, sabe que la risa anima el alma.

Además, alivia la tensión.

También disminuye los temores de los que nos rodean en momentos donde no saben qué decir o hacer. Cuando estaba experimentando el cáncer —hace ya más de ocho años, ¡viva!— con frecuencia me veía alentando a las personas que en un momento dado me alentaron a *mí*. Las tranquilizaba bromeando sobre el pecho plano o la calvicie: «En estos días voy tras la apariencia, menos es más».

La risa ayuda.

Así que hable con alguien «que estuvo ahí».

Desde mi diagnóstico, incontables amigos, familiares, amigos de amigos y conocidos me pidieron que hablara con una amiga o persona querida que acabara de saber que tenía cáncer de mama. Siempre acepto con gusto porque alguien hizo lo mismo por mí y en eso radicó toda la diferencia.

Este libro, el más querido y cercano a mi corazón, es una manifestación de mi deseo de relatar mi historia y un poco de los fragmentos de las historias de otras mujeres con la esperanza de ayudarnos mutuamente.

Ruego a Dios que este libro convenza a las mujeres que pasan por la experiencia del cáncer de mama, y quienes las aman, que la fe, la esperanza y una dosis saludable de risa pueden hacer una gran diferencia. O al menos, brindar algo del alivio cómico que todo el mundo necesita de vez en cuando.

Además, espero inspirar a las mujeres donde quiera que estén ¡a hacerse hoy el mamograma!

La locutora del programa de televisión *Queen of Nice* [Reina de lo que agrada] Rossie O'Donnell, y yo tenemos la misma misión. Rossie, cuya madre murió de cáncer de mama cuando ella era joven, hace todo lo posible para desmitificar los temores de los mamogramas y aumentar la conciencia sobre el cáncer de mama.

Rosi y yo compartimos algo más: El amor por las canciones de Broadway y una inclinación para componer canciones. Esa mujer canta en todo momento, en cualquier lugar, casi acerca de todo.

¡Canta, Rosie, canta!

Cada mes de octubre —el mes de advertencia del cáncer de mama— ella compone y en su programa canta cancioncillas sobre los mamogramas.

Bueno, yo no tengo un programa de televisión, pero sola hice una pequeña canción sobre el mamograma. Cántenla todos conmigo:

Gracias por el mamograma

(Cántese con la música de *Thanks for the Memories*
[Gracias por los recuerdos])

Gracias por el mamograma.
Aunque duele un poquito,
Mejor dicho, bastante,
Maravilloso es lo que puede hacer,
Encontró mi cáncer,
Y ahora libre estoy de él.

Gracias por el mamograma.
Un pequeño apretón recorre un largo camino
para encontrar la Gran C.
Realmente ayuda a salvar las vidas
de compañeras como tú y yo.
¡Hágase un ma-mo-gra-ma!

uno

Para bien o para mal

Las malas noticias en nuestro primer aniversario de bodas no eran parte de nuestro plan de «y fueron felices».

Porque fuerte es como la muerte el amor; ...
Sus brasas, brasas de fuego, fuerte llama.
Las muchas aguas no podrán apagar el amor,
ni lo ahogarán los ríos.

CANTAR DE LOS CANTARES 8:6-7

El 4 de agosto de 1992, Michael, mi esposo, y yo celebrábamos nuestro primer aniversario de bodas.

Algunas parejas compran papel de carta y sobres timbrados con sus iniciales o compran boletos para toda la temporada del ballet y así celebran su primer aniversario (bodas de papel o plástico), otros compran coloridos juegos para días de campo o libros para la mesa del café o cubiertos de colores para ir de excursión.

Yo tuve cáncer.

No era exactamente un regalo que se pudiera devolver.

El médico me dio la noticia al día siguiente de nuestro aniversario.

CÁNCER fue todo lo que escuché y nada más pensé en la muerte. Solo tenía treinta y cinco años, por fin me acababa de graduar de la universidad —y de aprobar las matemáticas— y estaba felizmente casada con el hombre que esperé toda mi vida. ¿Cómo pueden quitarme todo esto?

No era posible.

Lo único que me quitaron fue una mama, algunos ganglios linfáticos, el contenido de mi estómago y algo del peso que había estado tratando de perder durante años, más tarde, temporalmente, perdí el cabello.

Una noche cálida de verano, mientras Michael y yo estábamos acostados en la cama leyendo, sentí la dureza. Al quitarme el cabello de la cara, sin querer rocé mi pecho con la mano y sentí algo duro.

«Cariño, acabo de sentir algo extraño» —dije sin darle mucha importancia, tratando de localizar con los dedos el pequeño nódulo firme que había detectado mientras tenía los ojos clavados en mi novela de Agatha Christie.

«Tal vez es un tumor», —bromeé, acotando una frase de la comedia de Arnold Schwarzenegger, *Kindergarten Cop* [Un policía de jardín de niños].

«No es un tumor» —me regresó la broma Michael en su mejor imitación de Arnold.

De pronto, localicé una masa redonda y dura más o menos del tamaño de un guisante. Detuve mi lectura de manera abrupta.

«Cariño, siento una dureza» —dije nerviosamente.

«Es solo tu fibro... quién sabe qué», Michael me tranquilizó. Pero entonces él se inclinó para también palparlo. Nos dio trabajo encontrarlo de nuevo, sin embargo, puesto que tengo mastopatía fibroquística seguimos sintiendo las inflamaciones equivocadas.

Me relajé, porque pensé que si tuvimos dificultades para distinguir un nódulo o una dureza, entonces tal vez no era nada. Pero, a los pocos segundos, por fin la localizamos. Michael estuvo de acuerdo en que esta dureza se sentía un poco diferente.

A la mañana siguiente llamé a mi médica para solicitar una cita y la fui a ver un par de días después.

Al principio ella no pudo encontrar la tumoración. Pero una vez que la localizó me dijo que tal vez era un quiste lleno de agua o un efecto colateral por tomar demasiada cafeína. Me pidió que redujera mi ingestión de cafeína y buscara un turno para un mamograma «solo para estar seguras».

Nunca fui una gran bebedora de café, pero me tomaba un té negro con agua caliente. Así que la idea de tomarme una taza de mi té favorito con leche y azúcar me molestó más que hacerme el mamograma.

Después de todo, ¿qué es un poco de aplastamiento y de estrujamiento del pecho? No es que tuviera tanto que aplastar.

Además, hacía más o menos un par de años que me había hecho mi primer mamograma, cuando tenía treinta y tres años, y fue una gran sorpresa para los técnicos del laboratorio que entonces creían que era un poco joven para hacérmela. Sin embargo, debido a mis senos fibroquísticos y mi herencia familiar (mi madre es sobreviviente de cáncer de mama), lo consideré importante.

Los resultados del mamograma fueron buenos y los técnicos del laboratorio me aseguraron que era demasiado joven para preocuparme por el cáncer de mama, así que no necesitaría otro mamograma en cuatro o cinco años. Su consejo médicamente aprendido, junto con mi reducido presupuesto, me impidieron regresar al siguiente año para un segundo mamograma.

Estaré siempre agradecida de tener ese primer mamograma que aportaba datos básicos. Ahora el laboratorio tenía algo para comparar y había una diferencia definida. Esa diferencia instó a los médicos a ordenar una biopsia, y otra vez «solo para estar seguros». Mi médica me envió a una maravillosa cirujana, Karin Klove, y me programaron una biopsia a la siguiente semana, un día después de mi aniversario de bodas.

La noche de nuestro aniversario, Michael me invitó a una linda y romántica cena y celebramos con gozo nuestro primer año juntos como marido y mujer.

A la mañana siguiente, Michael y mi mamá me acompañaron al centro de cirugía para una biopsia de rutina.

Cuando me recuperé de la anestesia, mi mamá y Michael me dieron la mano mientras se acercaba la doctora Klove, pero en mi estado semiconsciente ni siquiera lo noté. Aún somnolienta me sonreí y moví la cabeza a medida que me explicaba sus hallazgos. No fue hasta que con delicadeza me dijo: «Me temo que es canceroso» —que me despabilé y me dio un vuelco el corazón.

¿CÁNCER?

¡El cáncer *mata* a la gente! Y yo no quería morir, no ahora. Era demasiado pronto, yo era demasiado joven y todavía era una recién casada.

Lágrimas de terror brotaron de mis ojos mientras Michael y mi mamá me tomaron de las manos dándome aliento.

La doctora Klove me dijo que se sentía animada por el tamaño tan pequeño del tumor, un centímetro y medio, porque eso significaba que se detectó a tiempo. Habló con nosotros durante algunos minutos, nos mencionó diferentes opciones y nos sugirió que fuéramos a su consultorio en un par de días para recibir algo de literatura educativa sobre el cáncer de mama.

Mientras tanto, Michael se excusó para llamar a su hermana que estaba esperando noticias (no fue hasta mucho después que supe que se había desplomado junto al teléfono). Cuando regresó, mis lágrimas se habían ido, lo mismo que las de él y lo que llevo de periodista en mi ser tomó el control. «Está bien, ahora vamos a recoger toda esa información para investigar y estudiar cuál será el próximo paso» —expresé en una actitud práctica.

Al recordar esto, veo la gracia de Dios en ese momento.

El espíritu práctico nunca fue mi fuerte —me llamaban la soñadora más grande del mundo— así que aunque tenía un título de periodista prefería escribir historias de «personas» y crónicas en lugar de noticias fuertes. Y aunque me encantaba la película *All the President's Men* [Todos los hombres del presidente] y por momentos soñaba con ser Woodward o Bernstein, mi verdadera heroína era Erma Bombeck.

Pero en este momento Dios usó mi preparación de periodista para hacer a un lado mis temores.

Después de vestirme, Michael y yo fuimos directamente al consultorio de la doctora Klove a recoger la información, la que analizamos y por la cual oramos toda la noche.

Comentamos brevemente las posibilidades de una lumpectomía, pero yo había escuchado relatos de mujeres que se sometieron a este tipo de operación solo para luego descubrir que tenían cáncer en el mismo lado. Entonces tenían que someterse a la mastectomía total. Decidí cortar todo riesgo y opté por la ruta de someterme a la mastectomía radical modificada.

En años recientes, muchos estudios de investigaciones demostraron que las mastectomías parciales seguidas de radioterapia tienen la misma eficacia que las mastectomías totales, y sé de mujeres a las que les practicaron esta operación parcial y les fue muy bien. Pero, en mi caso, si hoy me diagnosticaran cáncer de mama, es probable que volviera a optar por la operación radical.

Se trata de una elección personal. Pero para mí y mi tranquilidad fue la mejor decisión, especialmente porque tenía un tipo de cáncer muy agresivo.

No considero que la mastectomía sea como una mutilación, la considero una medida necesaria. Si tuviera gangrena en la pierna, los cirujanos me amputarían la pierna para salvarme la vida. De la misma manera vi la mastectomía.

Mi vida es mucho más importante que mi busto.

Con cariño Michael me aseguró que me apoyaría por completo en cualquier decisión que tomara. Nunca me presionó para optar por una u otra elección. Pero sí dejó totalmente claro que me quería tener cerca durante muchos años, él estaría de acuerdo con cualquier cosa que yo hiciera para asegurar que así fuera.

Además, no se había casado conmigo por mi busto. Se casó conmigo por mi naturaleza artística, mi sentido del humor y muchas cosas más.

La noche previa a mi mastectomía salimos a cenar con toda la familia. Todos estaban preocupados y serios.

Demasiado serios para mi gusto.

Sucedió que a Josh, mi sobrino adolescente, se le cayó el cuchillo de picar la carne, así que le di el mío. Él cortó un gran trozo de carne y cuando el tenedor estaba a punto de llegar a su boca, le dije: «Ay, espero no contagiarte el cáncer por usar mi cuchillo».

Ese comentario mejoró el ánimo considerablemente. Aunque no puedo decir lo mismo del apetito de Josh.

El buen humor ayuda.

Más tarde, esa noche, cuando Michael y yo estábamos acostados en la cama, agaché la cabeza y me miré el pecho. De pronto recordé algo:

Una canción (cántese con la melodía de *Bye, Bye, Birdie*)

Bye, bye, boo-by (Adiós, adiós seno)... no me gusta verte ir.
Bye, bye, booby. No será un golpe muy duro.

Michael me acompañó en la segunda estrofa:

No más boo-by, nos da tristeza verte partir.
Bye, bye, boo-by, sigamos con el espectáculo.

Los programas musicales fueron unas de las cosas que más nos unieron a Michael y a mí, y ahora no iba a ser de otra manera.

Al año siguiente de nuestro aniversario, me fracturé el codo.

Transcurrieron dos años antes de que celebráramos otro aniversario.

El corazón alegre constituye buen remedio;
mas el espíritu triste seca los huesos.
PROVERBIOS 17:22

dos

La bella y el busto

También conocida como reconstrucción o la ruta para «construir una mama». Un tipo de juguete (como *Lego*MR) para armar, excepto que las piezas no se ensamblan.

¡Pobres de aquellos que no tienen paciencia!
¿Qué herida sanó alguna vez sino de manera gradual?
WILLIAM SHAKESPEARE

En la secuela de la guerra civil, el sur derrotado experimentó un período conocido como reconstrucción, a medida que el gobierno reorganizaba la Confederación de Estados que se separaron de la Unión.

En la secuela de mi lucha inicial contra el cáncer, yo también experimenté un período de reconstrucción. Antes de la mastectomía, tuve que decidir si quería la cirugía reconstructiva, o la ruta para «construir una mama» como Michael y yo la llamábamos. Algo como el juego de armar *Lego* MR, salvo que estas piezas no se ensamblan.

¿Una cirugía cosmética de los senos? ¿Yo? Nunca, ni en un millón de años.

Después de todo, la cirugía plástica era para las modelos y actrices cuya vida depende de su apariencia. Yo siempre edifiqué la mía con mi intelecto... y mi gran boca.

Además, este proceso de reconstrucción integral me parecía un asunto al que se le da largas, y realmente no quería más dolor del necesario, ni que mi experiencia del cáncer durara un minuto más de lo requerido.

Así que estuve tentada a decir: «Olvídenlo, solamente ampútenme la mama y terminemos con esto».

Pero luego, llegó a visitarme una amiga que se había sometido a una mastectomía bilateral seguida de reconstrucción.

Esta amiga tiene como treinta y cinco años, es pequeña de tamaño y de estructura ósea; muy atractiva. Al mirarla, uno nunca sabría que tuvo reemplazo mamario. Pero solo para que yo tuviera una idea de qué aspecto tenía su busto reconstruido, se abrió la blusa para que lo viera.

No noté diferencia alguna, excepto que ella no tenía mis pliegos de gordura. Mi amiga traía un hermoso sostén negro de encaje y se veía como una modelo para anunciar *Victoria's Secret* [El secreto de Victoria, nombre de una tienda de ropa interior].

Luego se quitó el sostén.

¡Estupendo!

Qué se puede decir de los milagros de la medicina moderna. Ella se veía fabulosa y «y ellas» también.

Me quedé muy bien impresionada. Mi amiga me confesó que prefería su nuevo juego porque el anterior había empezado a sufrir el resultado de la fuerza de gravedad. Pero, a pesar de que sus senos se veían fabulosos, no me animaba a tomar una decisión para algo meramente visual.

Mi madre era el punto crucial.

Hacía más o menos una década, cuando mi mamá tenía como cincuenta años, que se sometió a dos mastectomías en el transcurso de dos años.

Comentó que si su seguro le hubiera pagado la reconstrucción mamaria y ella hubiera sido un poco más joven, definitivamente se hubiera hecho la cirugía reconstructiva. Sin esta operación, cada mañana y cada noche cuando se viste y se desviste, enfrenta diariamente el recuerdo de la enfermedad.

Eso me convenció.

No quería que el cáncer me controlara más de lo estrictamente necesario. Deseaba dar los pasos necesarios para librarme de él y continuar con mi vida.

Decidí ir a ver al cirujano plástico.

Mientras Michael y yo caminábamos por la alfombrada sala de espera del centro de cirugía plástica, todo lo que vi fueron preciosos cuerpos delgados y suaves, así como rostros radiantes. Me sentí un poco fuera de lugar con mis patas de gallina y mis muslos tremendos, hasta que vi a dos mujeres de apariencia común con sombrero y peluca. «¡Compañeras!» tuve deseos de gritar.

Una vez en la sala de exploración, la enfermera me pidió que me quitara todo de la cintura para arriba. Me entregó un bonito y sedoso quimono para que me lo pusiera, mucho mejor que las «batas» lisas de papel que siempre son difíciles de abrir, y que a menudo se rasgan en el intento.

Así que *ahí* era donde iba a parar todo el dinero de las operaciones de la nariz.

La enfermera se retiró mientras yo me cambiaba y regresó minutos después con una cámara. Me tuve que abrir la bonita bata y revelar mi busto, ya no tan juvenil, para que le tomara una fotografía.

¡Hablar de un momento fotogénico!

Poco después me examinó la cirujana plástica, una mujer vivaracha y atractiva casi de mi edad. Cuando volvimos a reunirnos con Michael en el consultorio, ella nos explicó las diferentes opciones disponibles.

«¿Está considerando una mastectomía profiláctica?» —me preguntó.

¿Profiláctica? Pensé que ese término se refería a la prevención de una enfermedad o un embarazo.

Resultó que profiláctico es preventivo, la prevención de cáncer en la mama sana que queda. La cirujana comentó que algunas mujeres optaban porque les quitaran la mama «buena» al mismo tiempo que la «mala» para así no preocuparse más de tener cáncer en la segunda mama.

«¿Quiere decir amputar la otra a pesar de no tener nada malo?» —pregunté. Me parecía un poco radical. Es decir, ¿por qué arreglar lo que no está roto?

Sin embargo, decidí evitar la cirugía profiláctica.

Después, nos mostró un saquito rosado con una consistencia de gelatina que asombrosamente parecía una mama y se la dio a

Michael para que la palpara. Era difícil decir cuál era más rosado, si el implante de silicón o el rostro de Michael.

Pero con valentía asumió su aire más clínico y analizó científicamente el implante antes de pasármelo con rapidez.

Aunque el implante de silicón se sentía, de manera sorprendente, como una mama real, me decidí por el implante salino. A pesar de que no se sentía ni se veía tan real como el silicón, pensé que un poco de agua con sal no me haría daño si el implante se llegara a romper o se perforara por accidente.

Mi reconstrucción empezó en el quirófano al mismo tiempo que la mastectomía. Inmediatamente después de que me extirparon la mama, mi cirujana plástica, la doctora Debra Johnson, insertó un expansor en mi pecho para que estirara el tejido y así dejara espacio para el implante salino que se colocaría más tarde. Después de recuperarme de la operación, tendría que ir regularmente a «llenarla».

El extensor de tejido comenzó como un globo desinflado.

En mis expansiones semanales, la doctora Johnson tomaba un pequeño imán unido a un cordel y rodeaba la que sería mi nueva mama, hasta encontrar la posición exacta de la punta metálica de entrada del extensor de tejido debajo de mi músculo.

Siempre estuve tentada a decir: «Lograste contacto, empieza a inyectar».

Una vez que la doctora Johnson lograba el contacto, llenaba una enorme jeringa con la solución salina y «bombeaba».

Me habían dicho que se experimentaba «cierta incomodidad» a medida que se iba llenando y expandiendo el tejido, pero nadie me dijo que iba a sentir como si tuviera un disco volador *Frisbee* MR atorado dentro del pecho.

Además, toma algún tiempo para que todo se «instale» en su lugar, mientras esto pasaba, yo me veía como el jorobado de *Notre Dame*, pero al revés.

Es una suerte que Michael tenga buen sentido del humor y sepa cantar.

Me encanta la voz de Michael. De hecho, la primera vez que lo vi estaba cantando una canción que me hizo llorar. Las palabras tocaron mi corazón, pero fue su interpretación de la melodía lo que realmente me conmovió. Mi esposo-actor le pone mucha pasión a su canto y lo demuestra.

Desde que estamos casados me ha llevado serenatas en varias ocasiones, para mi deleite.

Una noche, durante las fases iniciales de la remodelación de mi busto, estábamos actuando como tontos y bobos cuando me miró con una sonrisa pícara y con toda el alma comenzó a cantar (con la música de *Memory* [Recuerdos] de *Cats*):

Mama, a la luz de
la luna, solitaria te encuentro
y yo puedo soñar que había
dos y recuerdo... a gran felicidad;
que esta mama vuelva a vivir.

Me reí hasta llorar.

¿No es encantador un hombre que pueda cantar así una canción de un espectáculo de Broadway?

La parte más fascinante de la remodelación y reconstrucción mamaria fue la creación de un nuevo pezón.

La doctora Johnson hizo una incisión en forma de cruz en el centro del abultamiento de tejido expandido, dobló los bordes hacia el centro y suturó alrededor de la base del círculo a fin de que se formara la ligera protuberancia. Previamente, había tatuado el área de la «oreo» (aréola) para que se viera más parecida a la real. Me contó que había asistido a salones de tatuajes como parte de su preparación para aprender la técnica.

Cuando mis amigas supieron de mi tatuaje, comenzaron a llamarme: «Lidia, Lidia, la dama tatuada».

Cada médico utiliza un método diferente de reconstrucción.

Algunos retiran el pezón original, pero lo conservan y suturan al costado de la mujer, lo que me hace preguntar si temen perderlo o algo así. Pero me imagino a Michael despertándose a media noche y viendo a este cíclope guiñándole el ojo. Más tarde supe que, mediante este método, los cirujanos injertaban el pezón a la piel para que siguiera recibiendo los nutrientes de la sangre necesarios para mantenerlo saludable.

El tatuaje me parecía un poco menos extremado.

Un año después de concluir mi reconstrucción, fui madrina de honor en la boda de mi mejor amiga. Me emocionó poderla acompañar, pero estaba igual de emocionada con mi vestido, un bonito modelo, sin hombros, ligeramente corto con encajes azul marino y blanco.

«Miren —les presumí a mis amigas mientras orgullosamente me apoyaba sobre la mesa de la recepción—, ¡mi escote!»

Fuerza y honor son su vestidura;
y se ríe de lo por venir.

Proverbios 31:25

tres

Ir con mi calva donde jamás había ido

La calvicie es hermosa. Si al capitán Jean-Luc Picard, Michael Jordan y Yul Brynner se ven bien calvos ¿por qué yo no?

El humor es un preludio de la fe y
la risa es el inicio de la oración.

REINHOLD NIEBUHR

Yul Brynner, Michael Jordan y el capitán Jean-Luc Picard, todos calvos y fueron a donde «nadie jamás fue».

¿Por qué yo no?

Solo porque soy mujer, ¿quién dice que necesito pelo para lucir bien? Después de todo, semana tras semana en *Star Trek: The Next Generation* [Star Trek: La próxima generación] las mujeres se desmayan frente a sus televisores por causa del calvo Patrick Stewart que hace del Capitán Picard, tomando té y citando a Shakespeare. Hasta salió en la portada de la Guía de TV como «El hombre más *sexy* de la televisión».

Al menos, mi cabeza cromada y yo estaremos en buena compañía.

Además, después de haber vivido los debilitantes días de la quimio, quedarse calva era cosa fácil.

Al principio no pensé que perdería el cabello, porque los médicos dicen que por lo general sucede a los ocho o diez días después de la quimioterapia. Cerca del noveno día mi cabello seguía firme en su lugar. Sin embargo, al décimo día, cuando me agaché a vaciar el lavaplatos, de repente la cabeza comenzó a picarme. Me levanté para rascarme y un fina lluvia de cabellos color café cayó sobre el blanco raso de la puerta abierta del lavaplatos.

¡Qué horror!

Un cuadro bastante desagradable para una mujer quisquillosa que no puede soportar ni siquiera un cabello en el lavamanos.

Es algo que nunca escapa a mis ojos de águila, cada vez que Michael termina de recortarse la barba. Sí, él limpia el lavamanos, pero de cualquier forma tres o cuatro pelos se las arreglan para escaparse.

Él dice que soy muy matraquista.

Cuando me di cuenta de que estaba perdiendo el pelo, hice una cita con el barbero de mi vecindario para que me afeitara la cabeza.

Una de las peores cosas del cáncer es el control que toma sobre nuestro cuerpo. Uno se siente impotente. Aunque sé que Dios tiene el control de cada faceta de mi vida, estaba acostumbrada a ordenarle a mi cuerpo que hiciera lo que yo quisiera.

Pero el cáncer nos roba esa ilusión.

Además, mi oncólogo dijo que esas personas que tenían una actitud derrotista y que dejaban al cáncer tomar el mando no salían tan bien libradas como las pacientes quienes, de alguna manera aunque mínima, ejercieron algo de poder sobre la enfermedad.

La decisión de rasurarme la cabeza en lugar de esperar hasta que el cabello se me cayera fue mi manera de ejercer un poco de control. Por desgracia, cuando llamé al barbero después de mi lluvia en el lavaplatos, supe que no podría atenderme sino hasta el día siguiente.

Para entonces, la picazón en la cabeza me volvía loca.

Aunque no en toda la cabeza, solo en algunas partes.

Me toqué la cabeza para rascarme y en mi mano cayó un mechón de pelos. Después de un par de horas se convirtió en algo natural, rascarme y luego botar un mechón de pelo, rascarme y botar un mechón de pelo.

Esa noche, nuestros amigos Dave y Pat Smith que vinieron de Inglaterra, llegaron de improvisto para visitarnos. Venían acompañados de nuestros mutuos amigos Pat y Ken McLatchey. Ken, o el capitán McLatchey como yo solía llamarle, era mi antiguo jefe cuando estábamos en la Fuerza Aérea en Inglaterra.

Estábamos pasando un buen rato riéndonos y recordando nuestros días en la vieja Inglaterra, cuando comencé distraídamente a rascarme la cabeza para aliviar la incontrolable comezón. Claro, un mechón de cabello se vino en mi mano y sin pensarlo, seguí en el piloto automático que había practicado todo el día y repetí la rutina de rascarme, tomar un mechón y botarlo.

Solo que ahora no tenía un lugar donde tirar el cabello sin ser descortés y levantarme a cada momento para ir al baño.

En lugar de eso, de manera natural pero discreta, estiré el brazo hacia atrás del sofá y ahí comencé a tirar los puñados de cabello. No quería interrumpir el fluir de la conversación, y además, pensé que nadie lo notaría. Más tarde, cuando todos se hubieran ido, sencillamente lo barrería sin tener testigos.

Correcto.

Toda la conversación cesó de manera abrupta cuando Ken repentinamente dijo: «Laura, ¿qué ESTÁS haciendo?» Michael acotó: «¿Y ella se enoja *conmigo* cuando dejo un par de cabellos en el lavamanos del baño?»

No tuve otro momento más brillante. Mi única excusa fue que estábamos en la intimidad de nuestro hogar con amigos con los que me sentía muy cómoda, así que me rasqué sin pensarlo.

La quimio me hizo hacerlo, de verdad.

Mis amigas, sé de buena tinta que los químicos tóxicos de la quimioterapia, además de freír las células del cabello, pueden freír las células del cerebro.

En especial las que controlan los buenos modales.

No es que mi madre me haya educado mal. Siempre me dijo que era descortés interrumpir cuando otros estaban hablando. Me imagino que simplemente se le olvidó enseñarme esa parte del manual de urbanidad Emily Post de arrancarse el pelo en frente de la gente.

Sin embargo, no es para preocuparse. La caída del cabello pronto será cosa del pasado.

Cuando llamé al barbero para que me dieran un turno para mi corte, le dije que la razón para rasurarme la cabeza era por los efectos colaterales de la quimioterapia, *no* porque deseara ser la siguiente Sinead O'Connor. La elección deliberada de acelerar el proceso de la pérdida del cabello ya era lo suficientemente difícil como para tener que lidiar con las muchas preguntas al llegar a la barbería.

Además, la barbería no era mi terreno habitual; por lo general, iba a un salón de belleza para cortarme y estilizarme el pelo. Sin embargo, cada vez que pasaba por las ventanas de esa barbería del vecindario la veía vacía, así que pensé que sería una manera menos penosa y anónima de cumplir con mi misión.

Por otra parte, los barberos son mucho más baratos y en esos días nosotros estábamos contando cada centavo.

Preferí que Michael no fuera conmigo, porque no quería que su primer vistazo a mi cabeza sin cabello fuera en público. Para ese primer momento prefería la intimidad de nuestro hogar. Me llevé a mi mamá para que me diera apoyo moral.

Cuando llegamos a la barbería, casi me desmayo, tres de las cuatro sillas estaban ocupadas y el barbero con quien hablé el día anterior no estaba allí. El que me atendió se pasó todo el tiempo preguntándome: «¿Está segura de que quiere hacer esto? ¿No preferiría que le hiciera un pelado corto y lindo?»

Muy bajito le dije, tratando de no llorar: «No es cuestión de querer, es cuestión de necesidad».

Por fin, empezó a afeitarme la cabeza. Mantuve los ojos mirando hacia abajo todo el tiempo porque no quería dar el primer vistazo a mi rasurado cuero cabelludo en una barbería llena de hombres.

Cuando terminó, mi mamá me pasó la mano suavemente por la cabeza y me dijo con admiración: «Tienes una cabeza hermosa, perfectamente formada, sin bultos ni hendiduras». Pero todavía no me atreví a ver mi cabeza, así que con brusquedad me puse mi sombrero de pana, le pagué al barbero y me fui.

Cuando llegamos a casa, Michael salió apresurado de la última habitación y me preguntó con delicadeza: «¿Cómo se ve?»

«No sé» —dije con nerviosismo al mismo tiempo que me dirigía hacia el baño. Mientras me quitaba el sombrero y por primera vez me miraba al espejo, rompí en llanto al ver esta cara desconocida semejante a la del Tío Fester (en el programa de *La familia Addams*).

«Me veo como un fenómeno» —sollocé.

«No, no es así» —dijeron a coro mi marido y mi mamá.

Michael me rodeó tiernamente con sus brazos y con los ojos llenos de amor posó su miraba a través del espejo en mis ojos llenos de lágrimas. «Estás hermosa» —dijo suavemente. Fue entonces cuando mi mamá, mujer muy perceptiva, tomó su bolso y discretamente se alejó.

Tras el impacto inicial me acostumbré a mi nuevo «arreglo» bastante rápido. El único problema era que raspaba a Michael con la «barba» de mi cabeza.

El lado bueno era que no tenía que pasar tanto tiempo en las mañanas secándome con la secadora o rizándome el pelo. Solo me bañaba, usaba una pequeña cantidad de champú, me enjuagaba y me secaba. Era algo divertido frotar la palma de mi mano sobre mi cabeza y sentirla como las cerdas de un cepillo. Fue mejor aun cuando las pequeñas cerdas se cayeron y la superficie quedó suave al tacto.

Con el tiempo, perdí todo el pelo de mi cuerpo, incluidas las cejas y las pestañas. Un día, mientras Michael y yo pasábamos por el espejo del baño vestidos solo con nuestro traje de nacimiento, me impresioné por el contraste y dije: «Ay, mira, parecemos una bola blanca de billar y una bola de peluche».

Muchas mujeres que pierden el cabello con la quimioterapia optan por usar peluca.

Yo podía obtener una peluca gratis mediante la Sociedad del Cáncer de los Estados Unidos para cubrirme la cabeza «casi estilo Kojak», pero las pelucas que me probé hacían verme como la mamá de una porrista de Texas. Como nunca he sido admiradora de los peinados abultados, opté por el la apariencia de Sigourney Weaver en *Alien 3*.

Me alegro de haberlo hecho así.

Mi selección de Sigourney resultó ser una buena opción. El doctor Caggiano, mi oncólogo, un hombre dulce y amable, como de sesenta años, al ver mi brillante cuero cabelludo por vez primera y notar el parecido con la estrella de cine, dijo: «Creo que es una de las mujeres más hermosas de Hollywood».

Este hombre realmente es un médico talentoso.

Las enfermeras también eran estupendas, me repetían que tenía la cabeza muy bien formada, sin abultamientos ni hundimientos. Sus comentarios me recordaron a mi madre cuando dijo casi exactamente lo mismo en la barbería, me di cuenta de que debió haberles dado unos buena cantidad de dólares a esas enfermeras de oncología.

Un amigo mío, algo más radical que la mayoría de nuestro círculo de amigos, incluso me sugirió que debía dejarme así «el pelo» porque se veía muy bien. Aunque tuve fama de hacer cosas que nadie más hacía, esa no sería una de ellas.

El único problema de estar calva es que da mucho frío en la cabeza.

Para ayudarme, amigos y familiares estuvieron comprándome o haciéndome maravillosos sombreros y pañoletas.

Mi mamá me llevó de compras y me regaló un cofre con hermosas pañoletas de seda. Susan, mi talentosa amiga, me hizo un elegante atuendo de corduroy ricamente adornado y un sombrero azul pálido con listones y flores. Mientras que Katie, mi lánguida amiga poeta, se lució con un sombrero negro de terciopelo, muy elegante.

La situación se convirtió en un juego de ataviarse, como cuando era niña. Un día era una gitana con pañoleta de color brillante y centellantes aretes de oro; al siguiente, era Audrey Hepburn con un amplio sombrero de paja.

Una mañana de octubre, en que mi atuendo del día remataba con un bombín de fieltro negro que me prestaron, me detuve a echarle gasolina al carro. Cuando entré a pagar la cuenta, la dependiente comenzó a reírse y me preguntó: «¿De qué estás disfrazada?»

Me tomó un poco por sorpresa hasta que me di cuenta de que era *Halloween*, sonreí y contesté: «De Liza Minnelli en *Cabaret*».

La risa PUEDE ser la mejor medicina.

Y el humor siempre ha sido una parte integral de lo que yo soy. Desde que Dios me creó, yo sé que el sentido del humor viene de Dios. ¿Por qué no hacer buen uso de lo que Él nos dio?

Dios también nos dio conciencia. Las estadísticas muestran que una de cada ocho mujeres tendrá cáncer de mama en algún momento de su vida. Sí, es atemorizante. Pero es un hecho. Ocultar esta realidad no cambia las cosas. Lo que es aun más atemorizante para mí es el miedo.

El miedo que paraliza a una mujer y no le permite irse a revisar cuando descubre un abultamiento en su pecho.

Miedo a ser menos mujer sin una mama.

Miedo a los efectos colaterales de la quimioterapia.

Miedo a ser menos atractiva sin cabello.

Una mujer hasta llegó a decirme que se sentía absolutamente «humillada» sin su cabello y que se quedaría dentro de su casa hasta el fin de la dura experiencia si se quedaba calva por completo.

Yo no.

¡Gracias por el mamograma!

Creo en encarar las cosas de frente. Desde luego, me tomó un poco de tiempo acostumbrarme a mi cabeza desnuda, pero una vez que lo logré, decidí que lo mejor que haría era reírme un poco del asunto. Así que cada vez que mi cabeza se calentaba mucho debajo del sombrero, en el trabajo o en público, sencillamente me lo quitaba y le preguntaba a mis amigos y compañeros de trabajo si querían tocar mi brillante cabeza.

Además, siempre lo vi de esta manera, el cabello crece de nuevo, pero la vida no.

La mayor parte de nuestra felicidad o miseria depende de nuestra disposición y no de nuestras circunstancias.

Martha Washington

cuatro

Cómo perder catorce kilos en treinta días: La dieta de la quimio

La dieta original líquida *Slim-Fast* [adelgace rápido].
(Aunque a nadie se la recomendaría.)

Ríe siempre que puedas. Es una medicina barata.

Lord Byron

Desde que era una adolescente he batallado con mi peso. La noche previa al examen físico para ingresar a la Fuerza Aérea, cuando tenía diecinueve años, me tomé una píldora de dieta de la farmacia, envolví mi desnudo cuerpo de mega-hamburguesa en plástico de cocina y con cuidado me sumergí en la bañera con agua casi hirviendo en un último intento de evaporar un kilo más.

Realmente quería que *me* eligiera el *Tío Sam*.

Y lo hizo. De verdad lo hizo. Entré... y después celebré con una barrita de chocolate.

Pero, tres años después participé en el programa de «niña gorda» de la Fuerza Aérea. Olvidé el verdadero título, era algo que sonaba muy correcto y oficial, pero todos le llamaban el programa de la niña gorda o del niño gordo.

Una libra de sobrepeso era suficiente para asegurarle al participante un lugar en el programa.

Y yo califiqué. El Tío Sam no se llevaba bien con el personal que tenía sobrepeso y que no estuviera en buenas condiciones. Supongo que yo no encajaba con la imagen magra del sistema militar.

Como el traje blanco y negro de la penitenciería no era precisamente mi estilo (sí, ser casi siempre «gorda» era una ofensa de corte marcial), me convertí en la reina de la dieta. Ya pasaron más de veinte años y todavía recuerdo los efectos secundarios de aquellos terribles almuerzos de espinacas enlatadas y huevos. Incluso, y esto sorprenderá a cualquiera que sepa lo sedentaria que soy, comencé a correr casi cinco kilómetros al día durante mi hora de almuerzo.

Con todo y eso, este esfuerzo a veces no era suficiente.

Así que, la noche antes de pesarme me tomé otro diurético. Y por si a caso, tenía un truco final debajo del uniforme.

Mi sostén.

Como el Tío Sam quitaba 1,5 kilogramo por la ropa, siempre empezaba por escurrirme al baño, quitarme el sostén y embutirlo en mi cartera negra reglamentaria antes de subirme a la báscula.

Aquellos eran los tiempos en los que yo deseaba las copas de Dolly Parton.

Es probable que su sostén pesara como dos kilos y medio. Fácilmente.

Mientras que el mío solo me restaba ochenta y cinco gramos.

¡Si en ese entonces hubiera sabido de «la dieta de la quimio»! Hubiera podido perder 14 kilos en treinta días con la original dieta líquida *Slim-Fast*. Aunque este no es un programa para perder peso que yo recomendaría.

Años después, cuando supe que tenía cáncer y que iba a necesitar quimioterapia, opté por participar en un estudio de investigación a nivel nacional a través del Instituto Nacional del Cáncer que estaba estudiando si la quimioterapia más fuerte era más efectiva durante un período más corto. En lugar de los tratamientos normales de seis meses a un año, se programan cuatro tratamientos dentro de un intervalo de tres meses.

Como parte del estudio la computadora seleccionaba, de manera aleatoria, qué mujeres recibirían cuál dosis de la quimioterapia. Las opciones eran dosis estándar, una combinación de dosis estándar y fuerte, y fuerte, fuerte.

Bueno, la computadora «aleatoriamente» me seleccionó para tomar la dosis «fuerte, fuerte».

Sabemos que Dios no es aleatorio. Creemos que obtuve la dosis que Él sabía que yo necesitaba.

El doctor Caggiano nos dijo que cada persona respondía de manera diferente a la quimio, así que no había manera de predecir cómo yo reaccionaría.

Sin embargo, por otra parte, una de sus pacientes que prefirió mantener en privado el asunto de su cáncer y su quimioterapia, le fue tan bien con la quimio que su patrón ni siquiera se enteró de que estaba en tratamiento. Esta paciente recibía la quimioterapia el viernes por la tarde, se sentía «como con gripe» durante el fin de semana y regresaba a trabajar el lunes sin que nadie supiera lo que había pasado.

He oído a otras muchas mujeres que comparan la quimio con la gripe, incluyendo a la periodista Linda Ellerbee. En un artículo de la Guía TV, al comentar sobre su cáncer de mama y la subsecuente quimioterapia hace algunos años, comentó que la quimioterapia era como «trabajar cuando uno tenía gripe».

No es como cualquier gripe que yo haya conocido.

Nunca vomité cada dos horas durante ocho días con gripe. La definición que el diccionario da de *gripe* es: «una enfermedad viral infecciosa, aguda, que se caracteriza por la inflamación de las vías respiratorias, fiebre, dolor muscular e irritación intestinal».

¿Irritación?

Mis intestinos no estaban irritados, ¡estaban furiosos! Esta era una guerra y mi estómago el campo de batalla. Hasta un trago de agua me podía causar espasmos.

Me tenían que hospitalizar en cada quimioterapia porque la dosis que recibía era muy alta. De hecho, la noche del primer tratamiento cuando la enfermera leyó mi expediente creyó que se trataba de un error. «Esto no puede estar bien», dijo. «Nunca antes administré una dosis tan alta a un paciente».

La enfermera llamó al médico para verificarla.

No había tal error.

El error se cometió pocos minutos más tarde.

Se esperaba que *antes* de la quimio una de las otras enfermeras de oncología me diera *Zofran*, un medicamento relativamente nuevo y «milagroso» contra las náuseas, para que este pudiera entrar a mi cuerpo y contrarrestar los efectos tóxicos posteriores de la quimio que se sabía que mitigaba los estragos de las náuseas en el sistema.

Por desgracia, ella creyó que me habían administrado el *Zofran* primero. Cuando se percató del error, era demasiado tarde. La quimio ya había entrado a mi torrente sanguíneo. Así que, este medicamento maravilloso y «milagroso» que alivia las náuseas en muchos pacientes con cáncer, no lo logró en mí.

A la mañana siguiente, después de la primera dosis, no me sentía tan mal —una que otra náusea y eso era todo—. Mi hermana y mi sobrino habían llegado a visitarme, Michael también estaba en la habitación. Fui al baño y mientras estaba indispuesta, sucedió.

La gente siempre se refiere a «oleadas» de náuseas. Bien, si esta era una ola, tendría que ser una ola mayúscula. ¿Recuerda *La Aventura del Poseidón*? Esa ola se levantó de algún sitio dentro de mí. No solo me sentí horrible, sino que se escuchó horrible.

Piensen en *Jurassic Park* y en el rugido del Tiranosaurio.

En un instante, Michael estaba a mi lado con una palangana y un trapo frío en mi cuello.

En la actualidad, durante los días de la quimio, trato de mantener mi sentido del humor todo el tiempo, aunque debo confesar que lo perdí junto con todo lo que estaba dentro de mí.

Durante mi segundo tratamiento vomité con tanta fuerza que se me rompieron los pequeños vasos sanguíneos de los ojos, no me di cuenta hasta que me miré al espejo.

La imagen que me devolvía el espejo y que casi no reconocía era una figura pálida, sin pelo, con los ojos inyectados de sangre, jorobada, como el Monstruo de la Laguna Negra.

¿Considera que eso sea atractivo?

En realidad, es probable que el segundo tratamiento fuera el peor. Además de la ruptura de los pequeños vasos sanguíneos, me tuvieron que retirar la canalización intravenosa y cambiármela tres veces, con la adorable experiencia de que siempre me hurgaban con la aguja porque todas las venas de mi brazo estaban colapsadas.

Fue cuando el personal médico decidió hacerme una venodisección e insertarme un catéter intravenoso permanente llamado catéter central insertado periféricamente (PICC, por sus siglas en inglés), era un tubo largo y flexible del grosor de un palillo, que dirigieron por el interior de las venas de mi brazo hasta una vena más grande dentro de mi tórax. Las enfermeras me aplicaron Novocaína para que no sintiera dolor durante el intrincado procedimiento, pero no soportaba verlo. Así que Michael, después de hacerse un lavado quirúrgico en las manos y de ponerse traje de cirugía y cubrebocas, observó, con clínica fascinación.

«Estupendo, esto es una maravilla» —decía con entusiasmo.

¿Se ha fijado que los varones tienen un interés absorbente en las cosas horribles?

Sin embargo, la venodisección fue una bendición. Así tenía dos sitios de entradas indoloras en el brazo, una por donde las enfermeras me administraban la quimio y la otra era para sacarme sangre sin tener que picarme más.

Eso sí me gustó.

Lo que no me gustaba era vomitar.

Pero yo era una anomalía. El oncólogo me dijo que en todos sus años de práctica nunca había visto a alguien que le afectara la quimioterapia de manera tan terrible como a mí. Tampoco sus colegas en el centro de oncología.

Siempre supe que era única.

Después de ese segundo tratamiento seguí vomitando durante tanto tiempo que el médico me recomendó que después de cada hospitalización me hidratara constantemente y tuviera a alguien en el hogar que supiera atenderme. A mi casa venía una enfermera que me conectaba a un equipo intravenoso portátil, utilizando mis puertos de la venodisección PICC nuevos de paquete que me administraba de manera continua tanto los líquidos como los medicamentos contra las náuseas. El procedimiento ayudó, en parte.

Ahora, en lugar de vomitar cada un par de horas durante ocho o nueve días seguidos, solo vomitaba cada pocas horas durante seis días seguidos.

La enfermera le enseñó a Michael cómo cambiar las bolsas de mis sueros intravenosos de salina y cómo administrar el medicamento contra las náuseas. Este último venía en una bolsa de plástico clara y ligera, de forma oval y con el tamaño de una pelota de béisbol con el medicamento concentrado en una pieza de tubo quirúrgico con el centro inflado como un globo de agua. A medida que el fármaco se iba dispersando en mi organismo, el tubo con el globo de agua se desinflaba y quedaba como una vía recta.

Michael, mi marido creativo y utilitario, guardó las «bolas de la quimio» vacías porque pensaba que serían bonitos adornos de Navidad.

Le dije que él era un cachorro enfermo.

Mi experiencia con la quimio no fue del todo mala.

Perdí peso, mucho. Catorce kilos en treinta días. Por primera vez en mi vida me agradaba subirme a la báscula.

Michael también notó el cambio. Una noche en casa, entre una y otra quimioterapia, estábamos acurrucados cuando de pronto sintió algo fuera de lo común. «¿Qué es eso?» —preguntó, con un dejo de temor en su voz.

«¡El hueso de mi cadera!» —grité llena de gozo.

Puedes llamarme Cindy Crawford.

Terminé mi última quimioterapia como dos semanas antes de Navidad. Y Michael, mi hombre sentimental a quien le gusta recordar los momentos importantes de la vida, hizo algo realmente especial para Navidad.

Me hizo una bola de Navidad con las esferas de la quimio que para completar adornó con listones y perlas.

Pondrá de nuevo risas en tu boca y
gritos de alegría en tus labios.

JOB 8:21 (NVI)

cinco

De cubos de hielo, supositorios y «sombreros» de hospital

Deleites insuperables de la vida de hospital.

Para mí, cada hora del día y de la noche
es un milagro perfecto e indescriptible.

Walt Whitman

Bonnie Sheaffer se llevó la sorpresa de su vida cuando fue a recibir su primer tratamiento de radiación.

Hombres sin pantalones.

«Los hombres que se iban a someter al tratamiento para el cáncer de próstata traían puestas unas batas pequeñas en lugar de sus pantalones, y estaban en la misma habitación que las mujeres, como yo, que teníamos una sola mama y estábamos vestidas con las batas pequeñas» —comentó Bonnie.

«Al principio pensé: "Ay, Dios mío", pero luego me acostumbré y terminé por ser la directora social informal que presentaba a los nuevos pacientes según iban llegando» —dijo.

Luego de empezar a recibir tratamiento para el cáncer, una se acostumbra a muchas cosas que antes avergonzaban.

Como vomitar.

Los supositorios.

Y los «sombreros» de hospital.

Adquirí muchos sombreros bonitos cuando iba a iniciar la quimioterapia, pero en este hospital todo era único en su clase.

Blanco y plástico, y más grande que un sombrero Stetson de diez galones, se adaptaba bien encima del trono de porcelana.

Aunque ese no es el lugar donde normalmente cuelgo mi sombrero.

Pero las enfermeras me dijeron que era un accesorio muy importante.

Lo usaban como una norma para asegurarse de que mis riñones estuvieran trabajando de manera adecuada después de la quimio.

La primera vez que una enfermera me preguntó si ya había probado el sombrero, me sentí un poco confundida. Pero de nuevo, era muy temprano en la mañana y yo no estaba del todo despierta.

«¿Orinaste?»

«Me encantaría un Altoid^MR» [caramelos de menta].

Esto fue prenáuseas.

Durante las náuseas, lo único que tomaba con cierta regularidad eran unos cubitos de hielo. Aunque, en ocasiones, una de las enfermeras oncológicas lograba que me tomara unos sorbos de caldo de pollo caliente.

Las enfermeras de oncología son personas maravillosas.

La primera enfermera que tuve se parecía a la princesa Diana y se llamaba Jody, nos encantaba. Era dulce y amable, e hizo un esfuerzo especial para explicarnos todo durante mi primera quimioterapia, calmar nuestros temores y responder a las preguntas.

También estaba la joven Teresa, recién casada y originaria de una de las Carolinas, no recuerdo si era la del Norte o la del Sur. Nunca he sido muy buena en ubicaciones.

Teresa era muy pequeñita, pero tenía un corazón inmenso.

Cuando me daba los medicamentos, siempre traía una dosis adicional de misericordia. Cuando tenía que vomitar, sostenía la palangana para vomitar y me refrescaba la cara con una toallita fría.

Siempre me he preguntado de dónde saca la profesión médica todos estos términos extraños.

[Nota del traductor: En inglés los médicos llaman Emesis Basin a la palangana para vomitar y ese nombre suena como el nombre de un poeta.]

«Y ahora, Emesis Basin les dará una lectura de una antología de sus obras...»

O supositorio.

Otro término que suena muy literario.

«Alumnos, atiendan, hoy vamos a relatar una "supos historia"...»

La primera vez que una enfermera tuvo que ponerme un supositorio, volteé mi cabeza abochornada, lo cual no fue tan difícil porque de todas maneras tenía que voltearme de lado. Con mi tercer tratamiento, los supositorios ya me eran una cosa familiar. Pero no pienso que el nuevo enfermero comparta este sentimiento.

Es sorprendente lo rápido que se adapta uno al tenor de la vida de hospital. Aunque puede llegar a ser bastante aburrida después de un rato. No se puede hacer mucho desde la cama.

Ese año me las arreglé para enviar un gran número de tarjetas de Navidad. Ya que solo lograba escribir unas cuantas antes de cansarme, comencé en octubre. Mis amistades y mi familia comentaron que era la primera vez que recibían una tarjeta de Navidad antes del Día de Acción de Gracias.

Como dije antes, era aburrido.

Pensaba que el hospital era un buen lugar para sumergirse en la lectura, pero el esfuerzo de sostener un libro, incluso mi Biblia, me dejaba exhausta después de unos cuantos minutos.

Así que, desesperada, enchufé el televisor.

El problema era que durante el día no había una gran selección. Como nunca he sido muy aficionada a los programas donde el público participa y grita, las telenovelas se volvieron mis pacificadoras.

Se convirtió en una bienvenida diversión para sumergirme en los problemas de la atractiva Erica Kane en lugar de estarme preguntando cuándo iba a volver a vomitar.

Me encontraba combatiendo al cáncer.

Erica luchaba por mantener bajo control su imperio de cosméticos.

Yo luchaba por mantener las náuseas a raya.

Erica luchaba por atraer la atención de su último amor.

A la enfermera Teresa le encantaba el programa de *All My Children* [Todos mis hijos].

Lo grababa durante el día y lo veía por la noche al llegar a su casa.

Sin embargo, a veces no resistía esperar para saber lo que sucedía, así que venía a mi cuarto y daba un rápido vistazo. O, si estaba ocupada con otro paciente, lo dejaba para más tarde y preguntaba: «¿Qué pasó hoy en nuestro programa?» En ocasiones me perdía «nuestro programa», si tenía visitas o tomaba una siesta.

Así que al día siguiente Teresa me ponía al tanto.

«¡No vas a creer lo que hizo Erica»!

Las telenovelas no eran mi única diversión.

Mis amistades llegaban a visitarme. El único problema era que nunca recordaba que habían estado ahí.

Se llama memoria de quimio. O mejor dicho, pérdida de memoria de quimio.

Durante cerca de tres años, después de mi último tratamiento, usé esa excusa como la causa por la cual se me olvidaba cualquier cosa. «¿De veras? No recuerdo haber dicho/hecho eso. Debe haber sido por la quimio». Pero pasó la fecha en que me caducó esa excusa.

Ahora, si se me olvida algo, solo digo: «Debe ser un momento de menopausia».

No todo el mundo se tiene que hospitalizar de un día para otro para recibir la quimioterapia. De hecho, la mayoría de las personas no lo necesitan. En cambio, tienen que ir a un agradable cuarto de paciente externo en un centro de cáncer con cómodos sillones reclinables y mullidos, donde pueden recostarse y «relajarse» durante el tratamiento.

Barbara N. dice que siempre que va a recibir su quimio le gusta conversar con las personas que están a su alrededor, ya que en cada ocasión tiene que permanecer ahí durante tres o cuatro horas.

Un día, la paciente que estaba sentada en la silla al lado de Barbara dijo: «Simplemente no sé qué comer. Todo me cae mal. Nada me sabe bien».

Antes de que Barbara tuviera la oportunidad de ofrecerle una sugerencia, pasó una anciana por ahí y comentó en voz alta: «Cariño, necesitas comer patas de cerdo en escabeche, son muy sabrosas».

La sorpresa de Barbara se debe haber reflejado en su cara, porque entonces la mujer le preguntó: «¿Has comido patas de cerdo en escabeche?»

«Bueno, ee...no» —dijo Barbara.

«Tienes que probar las de la etiqueta negra; te vas a comer hasta los nudillos, mmm, mmm».

«¿Las de la etiqueta negra? Ah... claro».

Más tarde, cuando ya se retiraba la mujer de las patas de cerdo en escabeche luego de terminar su tratamiento, le dijo al oído a Barbara: «Ahora, cariño, asegúrate de comer las de la etiqueta negra».

Personalmente, prefiero las de la etiqueta negra que vienen con trufas de *See's*.

En aquellos días no podía comer patas de cerdo *ni* trufas de chocolate.

Además, no creo que la cocina del hospital prepare esas delicadezas.

¡Ah, el hospital! Por lo general me daban un descanso de tres a cuatro semanas entre una y otra quimio, pero por desgracia, antes de una semana después de mi segundo tratamiento, ingresé de nuevo al hospital con una infección producida por los estafilococos.

Me colocaron en un cuarto aislado con la puerta cerrada herméticamente y avisos pegados por todas partes «Lávese bien las manos» como un intento para controlar la infección.

Al menos no se tenían que lavar los pies.

Un día, a la hora del crepúsculo, la puerta se abrió y una enfermera que nunca había visto asomó la cabeza y preguntó «Señor Walker, ¿recibió las flores que le enviaron temprano?»

Es obvio, cuando abrió la puerta todo lo que vio fue una persona sin maquillaje, con el pecho plano, un hisopo en la boca con punta de esponja que probablemente parecía que estaba chupando un caramelo de paleta.

Así que me puedo imaginar su error por mi parecido con Kojak.

Hasta que me escuchó hablar.

Fue cuando se dio cuenta de su «metida de pata», la pobre enfermera se puso muy roja, murmurando algo acerca de estar en el cuarto equivocado y emprendió una rápida retirada.

Eso nunca le hubiera pasado a Bonnie Sheaffer.

Cada vez que esta elegante mujer de sesenta y nueve años llegaba para recibir su quimio o el tratamiento de radiaciones en la silla de la sala, estaba muy bien vestida y con maquillaje. «Arreglarme la cara y estar impecablemente vestida era muy importante para levantar mi moral» —dijo.

Creo que debí tomar algunas ideas de belleza de Bonnie.

Una característica de los grandes santos es su poder de levitación. Los ángeles pueden volar porque se toman de manera ligera. Uno se «establece» en un tipo de seriedad egoísta; pero tiene que llegar al gozo de olvidarse de sí mismo.

G.K. Chesterton

seis

¿Qué tiene que ver el amor con esto?

Todo. Cómo el apoyo de la fe, la familia y los amigos pueden hacer una gran diferencia.

El amor no se complace a sí mismo, ni tiene interés por sí mismo. Pero a otros les da lo mejor de sí y construye el paraíso en la desesperación infernal.

William Blake

Pocos días después de mi mastectomía, cuando el hospital me dio de alta para irme a casa, no estaba precisamente como una estrella de cine.

Tenía el pelo grasiento, hacía tres días que no me bañaba (excepto por esos rápidos baños de esponja de hospital), estaba asimétrica y tenía una sonda de drenaje de plástico, gruesa, con forma de balón de fútbol americano bajo el brazo que se estaba llenando de líquidos corporales repulsivos.

Fue entonces cuando vino mi mejor amiga a visitarme y me levantó el ánimo.

Lana me abrazó, con suavidad, arrugó su pequeña nariz y dijo: «hueles mal».

«Yo también te quiero».

«Necesitamos darte un baño».

Ahora bien, Lana mide cinco pies y dos pulgadas (1,55 m) y tal vez pesa 105 libras (48 kilos). Yo mido cinco pies y siete pulgadas (1,68 m) y no he tenido el peso de ella desde que iba a la escuela secundaria. También estaba muy adolorida por la cirugía y no me movía con mucha facilidad.

Además, Lana no es enfermera.

Pero enseña educación especial.

Y yo creo que ella debió haber escrito el manual de cómo ser una buena amiga.

Fue maravilloso tener el pelo lavado y sentirme fresca y limpia otra vez. No soy una de esas mujeres toscas que se pueden pasar una semana o más sin los deleites de porcelana. Dos días cuando mucho, dos horas mucho mejor.

Así que estaba muy agradecida por la intervención de Lana con su baño de doce pasos.

Después me ayudó a ponerme el regalo que me había traído, una camiseta roja muy grande, que disimulaba muy bien mi pecho plano, aún vendado y unos alegres zapatos de lona. A Lana le encantan los zapatos. La llamamos la reina de los zapatos, tiene más pares que Imelda Marcos.

El siguiente paso de su intervención fue sacarme al aire fresco a dar un paseo. «Necesitamos que te muevas» —dijo enérgicamente.

Nunca había conocido a alguien que siendo tan pequeña fuera tan mandona.

Pude resistirme, *sabía* que podría haberlo hecho, pero como no quería que se me abrieran los puntos, decidí esperar por una mejor ocasión.

Lana no fue la única persona que me demostró cariño incondicional y apoyo.

Durante más de los tres meses de los tratamientos intensos de quimioterapia, mi familia y la de Michael fueron grandiosos, ayudando de mil maneras.

Sheri, la hermana de Michael, nos lavaba la ropa una vez a la semana, su cuñada Nancy contrató una mujer de limpieza para asear nuestra casa y su hermano, el Pastor Bob, me servía de chofer para llevarme a las citas con el médico.

Óigame, ¡podía acostumbrarme a esto! Ahora bien, si hubiera podido hacerme la enferma un poco más...

Lo hice.

La quimio fue una inmensa ayuda en ese aspecto. Efectivamente me incapacitaba más o menos durante una semana o más después de cada tratamiento. No sabía lo débil e inútil que me haría sentir esa dosis de megaquimio.

La quimioterapia no solo destruye las células cancerosas, también destruye las células sanas que necesita el cuerpo para funcionar de manera adecuada, incluso los glóbulos blancos y los glóbulos rojos. Quedé anémica debido a la falta de glóbulos rojos sanos.

Y como los glóbulos rojos transportan oxígeno, mis músculos, pulmones, cerebro y todo lo demás en mi cuerpo dejó de recibir suficiente oxígeno para funcionar correctamente.

Es por eso que, después de mi segundo tratamiento, mi oncólogo me advirtió que «no debía hacer nada».

Supe que mis planes de pintar la habitación de huéspedes y arreglar todos los muebles tendría que esperar un poco.

No me di cuenta de que el doctor Caggiano quería decir «nada» hasta que traté de tender la cama, un ritual diario importante para mí. Está bien, está bien, puesto que sé que mi mamá y mi hermana van a leer esto no puedo mentir. Lo admito: *¡no tiendo la cama todos los días!* Pero ese día en particular venía una amiga y no quería que viera todo este desorden de la cama sin tender.

Solo pude estirar las sábanas y el cobertor, pero cuando traté de estirar la pesada colcha, caí de agotamiento encima de las cobijas.

Esas dosis adicionales de quimio acabaron con mi energía. Me volví dependiente de los demás casi por completo para que me hicieran todas las cosas.

Al menos podía ir al baño sola.

Pero tenía que planear el viaje.

Ese noviembre mi tía Sharon viajó de Wisconsin a California para visitarme entre mis tratamientos. Me ayudó a decorar para Navidad mientras que Michael estaba en el trabajo.

En realidad, ella fue quien decoró y yo dirigí, desde el sofá.

Sharon desempacó todas las cajas de Navidad y colocó los adornos en el piso en frente de mí para que yo le dijera dónde ponerlos: «La natividad va encima de la repisa de la chimenea, la corona en la puerta y la colección del Papá Noel de Michael va en cualquier parte que haya lugar».

Después, Sharon desempacó la hermosa media victoriana que Michael me había hecho el año anterior, nuestra primera Navidad juntos. Ahora mi hombre sabe coser, incluso me sorprendió con una gruesa bata de felpa que me hizo —su primer— regalo de bienvenida al regresar del hospital.

Como Sharon halagó tanto la media, salí con la brillante idea de este año hacerle a Michael una media.

El único problema era, que no sabía coser.

Tampoco la tía Sharon.

Pero nos preguntábamos ¿qué tan difícil podría ser?

Así que un día, cuando tuve un poco más de energía de lo normal, manejamos hasta la tienda de telas y encontré algunos moldes de medias acolchadas. Todo lo que tenía que hacer era cortar por la línea punteada y coserla alrededor de la orilla.

Muy sencillo.

La parte de cortar resultó magnífica. Ponerle alfileres fue muy sencillo. Luego puse la máquina de coser, coloqué la media, presioné el pedal con el pie... y nada sucedió.

Enseguida Sharon oprimió el pedal. Nada de nada.

Después de casi veinte frustrantes minutos tratando de lograr este lindo regalo de Navidad hecho a mano para mi amor, estaba a punto de tirar la media y en su lugar salir a comprarle una.

Fue entonces que Sharon observó un pequeño botón al lado de la máquina.

El botón decía «encendido».

«Oye, ¿cómo iba yo a saberlo?» Era la máquina de coser de Michael, y como toda mujer sabe, las herramientas del marido no se tocan.

Mis herramientas eran los libros.

En mis días A.C. (antes del cáncer), soñaba con estar enferma para quedarme en la casa y poder acostarme a leer todo el día. Durante la quimio creí que mi sueño se haría realidad.

Por desgracia, todos los libros eran demasiado pesados para mí. No estoy hablando aquí de Solzhenitsyn ni siquiera de los hermanos Grimm. Era que estaba tan débil que me faltaba energía hasta para abrir la Guía TV.

Así que Jim, mi cuñado, vino al rescate trayéndome su colección de las películas de James Bond. Luego de ver toda la serie del Agente 007, comencé con la colección de Elvis de nuestra amiga Carolyn ¡Viva *las Vegas*!

Es asombroso cómo Elvis y Sean Connery pueden levantar el espíritu de una muchacha.

Los amigos y la familia se turnaban para venir y quedarse conmigo porque el médico dijo que no debía estar sola en la casa y Michael ya había utilizado sus días personales y sus vacaciones.

Una tarde, Kim, una compañera de periodismo de la universidad, vino a hacerme compañía, le pregunté si podía preparar algo para almorzar, pero no es muy diestra en la cocina, así que tuve que orientarla en la preparación de la sopa de fideos con pollo.

«Primero busca el abrelatas...»

«¿Cómo es?»

Mi hermana Lisa, que era asistente médica por ese tiempo, se ofreció a inyectarme diariamente el factor estimulante de colonias de granulocitos (GSF, por sus siglas en inglés), el cual ayudaba a mi cuerpo a reponer los glóbulos blancos que la quimio había destruido.

El médico dijo que las inyecciones tenían que darse en las partes del cuerpo con grasa, así que Lisa tenía un margen amplio de opciones.

Un día optaba por el exuberante muslo, al siguiente en un rodete del abdomen y al otro en la retaguardia.

Aun así, a medida que pasó el tiempo y el cuerpo estaba más adolorido por la quimio, hasta las terminaciones nerviosas de la piel estaban sobrecargadas por la toxicidad, así que el cuerpo estaba inflamado por todas partes.

Las inyecciones eran cada vez más dolorosas hasta que una noche grité de dolor.

Michael, mi héroe siempre protector, vino corriendo y preguntó exigente: «¡¿Qué le hiciste a mi esposa?!»

Debió de preocuparse más por mi hermana.

Un par de semanas después, fue su turno para él aplicarme las inyecciones porque acababa de salir de una infección de estafilococo y mi sistema inmunitario estaba tan debilitado que no podíamos correr el riesgo de que alguien más viniera a la casa.

Entonces fue cuando le grité a *él*.

Tipo afortunado. Estoy segura de que en ese momento realmente estaba contando sus bendiciones matrimoniales.

Aunque las bendiciones maternas también estuvieron a la mano.

La presencia de mi madre era un gran consuelo para mí durante este tiempo porque hacía ocho años que ella tuvo dos operaciones de mastectomía con un año de diferencia.

Siempre quise heredar algo de mi madre, pero esperaba heredar sus genes de talla dos en lugar de su tendencia a padecer cáncer de mama.

Sin embargo, saber que ella ya había pasado por lo mismo y entendía cómo me sentía fue de gran ayuda. El simple hecho de sobrevivir a esta enfermedad que cobra la vida de tantas mujeres fue de gran aliento para mí.

Cuando se experimenta el cáncer, ayuda en gran medida rodearse de supervivientes.

Transmite esperanza.

Por lo menos, eso me sucedió a mí.

Mi mamá siempre ha sido uno de mis mayores estímulos. Siempre ha creído en mí, me ha apoyado y piensa que puedo hacer de todo.

Excepto aprender matemáticas.

Los amigos también sirven de apoyo.

Linda Gundy relató que cuando estaba pasando la quimioterapia, su mejor amiga Cari le escribió un poema muy especial:

Las rosas son rojas
La violeta es alta
Y yo amo tu cabeza
Aunque sea calva.

Linda también tiene un hermoso diario que su amiga Judy le hizo, está lleno de versículos consoladores que incluyen:

Muchas son las aflicciones del justo, pero
de todas ellas le librará Jehová.

SALMOS 34:19

Los niños también pueden ser una gran fuente de consuelo.

Las tres sobrinas jóvenes de Janis Whipple oraban diariamente porque le creciera el pelo.

Y Sherris White comentó que los niños en la clase del jardín de niños de su hijo Samuel la rodearon un día, le hicieron quitar el sombrero y oraron por ella.

Los niños hacen cosas muy dulces. A Samuel, de cinco años de edad, también le gustaba acariciar la cabeza materna sin pelo. «Yo era como su pequeña mascota Chia» —comentó Sherris.

Samuel prefería a su mami sin peluca.

Desde luego, es posible que fuera así porque el día que Sherris adquirió su nueva peluca la dejó en una cabeza de maniquí en el tocador de su dormitorio. Cuando Samuel llegó de la escuela, pasó por el dormitorio de Sherris para ir al baño y segundos después salió corriendo y llorando: «¡Hay alguien en tu dormitorio solo con cabeza y toda la cara blanca!»

Niños. ¿No son adorables? Realmente dicen las cosas más ocurrentes, como Art Linkletter supo hace mucho tiempo.

Pocos años después de que Beverly Pierce Stroebel se sometiera a su mastectomía, a fines de la década de 1960, una mañana estaba en la ducha con su hija Jane.

La pequeña Jane contó los pezones de su pecho, luego miró hacia arriba, al pecho de su madre y le preguntó, «Mami, ¿a mí me va a crecer *uno* como a ti o *dos* como a mis hermanas?»

Después del verbo «amar», «ayudar»
es el verbo más hermoso del mundo.

BERTHA VON SUTTNER

siete

La juerga campestre de los osos no es un alto para descansar

La celebración del fin de la quimioterapia con un viaje a Disneyland. Yo buscaba un alto para descansar, él buscaba divertirse con las atracciones.

Utiliza lo mejor que puedas lo que está a tu alcance
y toma el resto según venga.

EPICTETO

Mi esposo es un amante de Disneyland. El lugar de mayor felicidad en la tierra es su lugar favorito en la tierra. Le encanta la Montaña Splash, Los piratas del Caribe, La tierra del mañana, Fantasilandia, La tierra del oeste y La tierra de nunca jamás.

Pero sobre todo, quiere al Ratón Miguelito. Hace una caracterización fantástica de Miguelito.

«En Disneyland hay un sentimiento especial que no se experimenta en otro lugar» —insiste Michael. Motivo por el cual ha visitado el Reino Mágico un montón de veces. Y por esa misma razón es que tenía tanto empeño en llevarme algún día a disfrutar su lugar favorito en el mundo con su persona favorita en el mundo (según sus palabras).

Ese día llegó a fines de diciembre, pocas semanas después de la última quimioterapia. Queríamos celebrar de alguna manera el final de la quimio, pero nuestro presupuesto estaba muy limitado.

Así que Lana, mi mejor amiga que también quiere tanto a Miguelito, nos sorprendió con la noticia de que nos iba a llevar a Disneyland como regalo tardío de Navidad.

Michael se sentía en las nubes, yo también estaba feliz y emocionada de poder ir a cualquier parte lejos de los hospitales, las inyecciones y los demasiado-conocidos cuartos de baño.

La mañana de la víspera del día de Año Nuevo nos sorprendió a los tres saliendo de Sacramento hacia un recorrido de ocho horas que nos llevaría al sur de California y al Reino Mágico.

La primera sorpresa del viaje llegó cuando bajé la visera de sol en mi lado del pasajero. Como el sol de la mañana avanzaba llenando el auto de luz, el espejo me reveló algo que no había notado antes: ¡Mis cejas habían desaparecido por completo!

Ya hacía unos tres meses que estaba calva y algunas personas habían notado la falta de mi vello facial. De hecho, asistí a la reunión de Navidad llevando una pañoleta festiva de la época sobre mi calva y pensaba que me veía muy bien cuando una conocida que hacía un buen tiempo no veía me dijo con los ojos llenos de lágrimas: «Ay, mi amiga, ¡perdiste las cejas!»

«Las pestañas también —le dije sonriéndome y parpadeando con mis inexistentes pestañas para aliviar su incomodidad—. De hecho —agregué inclinándome para susurrarle al oído: "No tengo ni un solo vello en *ninguna* otra parte de mi cuerpo"».

Ahora bien, *intelectualmente* sabía que no tenía cejas, pero en realidad NO lo sabía. Cuando me miraba al espejo, todavía *veía* mis cejas, o mejor dicho, el surco donde estuvieron mis cejas durante treinta y tantos años. Después de vivir día tras día con el mismo rostro familiar, una desarrolla una especie de costumbre y eso es lo que se espera ver.

Así que yo veía cejas.

Cuando el sol radiante de la mañana entró al auto fue que por primera vez vi con claridad lo que todos los demás habían visto durante meses. No tenía cejas, se habían desaparecido, esfumado, no existían, y lo mismo pasaba con mis pestañas.

Parecía una refugiada de otro planeta, del planeta del rostro lampiño.

Rompí en llanto.

Hablar de reacción retardada, yo estaba *muy* retardada. Está bien, digamos, distraída.

¿Cómo pude salir y dejarme ver así en público?

Pero mi querida amiga Lana, un-recurso-para-todo, se encargó de la situación. Me dijo que me iba a delinear las cejas con un lápiz adecuado y que me vería excelente.

A la mañana siguiente nos levantamos muy temprano, entusiasmados, para llegar a Disneyland en el preciso segundo en que se abrieran esas mágicas puertas. Tenía un poco de frío así que me envolví la cabeza con una bonita pañoleta de seda, cuidándome de no cubrir las nuevas cejas que Lana me dibujó artísticamente, y luego me puse encima un lindo sombrero de mezclilla.

Ya estaba LISTA para Disneyland.

O eso es lo que pensaba.

Puesto que solo habían transcurrido diez días desde mi última quimioterapia, todavía estaba muy débil de la paliza que mi cuerpo recibió durante los últimos meses. La cuenta de mis glóbulos blancos aún no estaba completamente normal, así que tenía poca energía y me cansaba con facilidad.

Pero una de las mejores cosas en el lugar más feliz de la tierra es que saben cómo tratar a sus visitantes. Unos momentos después de llegar rentamos una silla de ruedas y paseé con gran estilo por todo el parque. Un beneficio colateral maravilloso e inesperado de estar enferma y en silla de ruedas en Disneyland: No hay que esperar en la fila. Uno puede ir hasta el primer lugar.

¡Qué bien!

Es evidente que algunos adolescentes también pensaron que esto era lo perfecto porque un poco después unos oficiales de seguridad los sorprendieron fingiendo una lesión para obtener los privilegios de las sillas de ruedas. Así que mientras los guardias los escoltaron con toda amabilidad fuera de la fila, yo detuve el aliento —y mi sombrero— esperando ver si yo sería la siguiente; ya estaba lista para quitarme el sombrero si es que tenía que probar la autenticidad de mi enfermedad.

Nadie me hizo pregunta alguna.

La segunda sorpresa del viaje llegó después de llevar algunas horas en Disneyland, cuando despreocupada pregunté:

—Bueno, ¿y nos iremos después de almorzar?

Tanto Michael como Lana me miraron incrédulos.

—No se viene a Disneyland para nada más pasar unas horas —dijo Michael—, uno se queda hasta que cierren.

—¡¿Hasta que cierren?! ¿A qué hora es eso?

—A la media noche.

—¡¿A la media noche?! Eso significa doce horas más —protesté.

—Michael, en realidad —dijo Lana—, creo que vi unos avisos que dicen que el parque hoy cierra más temprano por ser un día de fiesta.

Qué alivio, mi mejor amiga me salvó.

—Por fin, ¿*a qué* hora cierra? —pregunté.

—A las 10 de la noche.

—¡¿*Diez* horas más?! ¿Qué vamos a *hacer* en todo ese tiempo?

Lana y Michael intercambiaron más miradas incrédulas.

Para ellos —y para cualquier otro amante de Disneyland— la única forma de ir allí es llegar precisamente en el momento que abren las puertas y quedarse hasta que las cierren, quince horas después.

Pero yo no era una amante de Disneyland. Así que para mí, uno llega, se sube a unos cuantos aparatos, ve unos cuantos, espectáculos compra a sobreprecio un recuerdo turístico en una de las tiendas, se come un perro caliente empanizado con harina de maíz y un algodón de dulce, se sube a otro par de aparatos y se và para la casa.

Un paseo de cinco o seis horas. Máximo.

¿Diríamos falta de comunicación?

Las cosas se pusieron algo tensas durante unos minutos, hasta que se me ocurrió una feliz solución. «¡Ya sé! Vayamos a la librería, encontraré un buen libro o un par de revistas y me quedaré unas horas sentada y leyendo mientras ustedes, chicos, montan en los otros aparatos» —sugerí brillantemente.

«¡No hay librerías en Disneyland!»— contestó Michael entre dientes.

Esto era el colmo, no había un lugar en todo Disneyland donde pudiera comprar el último éxito de librería —sí, venden libros, pero yo no estaba de humor para leer *Miguelito y los frijoles mágicos*— incluso, si hubiera querido hacerlo, todavía había otro gran problema: no existía un solo lugar para nada más sentarse a leer. Consideré, que en cuanto a mí concernía, esta era una deficiencia del enorme parque de diversiones.

Enorme.

Podía sentarme en mi silla, pero no había un lugar cálido y tranquilo para estacionarme.

En cambio, hay muchos restaurantes con asientos en el interior. Pero, igual que con las vueltas en aparatos, siempre había una larga fila para entrar.

Olvídese de pasar un tiempo con una rica taza de té y un libro.

Uno cree que el Reino Mágico de todos los lugares debe tener un sitio para disfrutar una taza de té. Al fin y al cabo, tienen el aparato de las «tazas de té».

Comencé a sentirme un poco malhumorada. Después de todo, en realidad es un mundo pequeño y ese mundo se me estaba cerrando con rapidez.

¡Aayyyy!

¡Qué dicha la de Lana y Michael! De seguro que en ese momento creyeron haber encontrado al octavo enano de Blanca Nieves: «Llorón».

Sin embargo, como no quería arruinarles el día, sugerí que subiéramos a otros aparatos, los cuales me encantaron, en especial el Viaje por las estrellas. El problema era que estos paseos solo duraban tres o cuatro minutos, y después, el día me seguía pareciendo interminable.

Así que nos fuimos de compras.

Michael se compró una taza del ratón Miguelito, Lana se compró otra y yo me compré una hermosa pulsera de perlas —cualquier cosa menos figuras de los personajes de Disney.

Habían transcurrido cuatro horas y aún no terminábamos.

Empleamos otra hora con la cena, pero para entonces «Llorón» se estaba convirtiendo en «Dormilón».

Todo lo que quería era una siesta. Pero puesto que Disneyland no tiene paseos de siesta, le pedí a Michael y a Lana que me estacionaran a la entrada de «Juerga campestre de los osos» durante una hora más o menos donde pudiera tomar una Sss... siesta mientras ellos seguían subiéndose a los aparatos.

Lo dudaron, pero les aseguré que estaría bien, también les dije que cuando regresaran «Llorón» ya se habría convertido en «Feliz».

Se fueron a la velocidad de un segundo de la Montaña del espacio.

En un rincón de la entrada me acomodé para disfrutar mi sueñecito, pero justo cuando me disponía a acurrucarme, las puertas del auditorio de los osos se abrieron para dar paso a una oleada de risueños, a veces llorosos, niños y sus padres. No me imaginé que esas puertas se iban a estar abriendo cada doce minutos para dejar salir y luego dejar entrar a una nueva tanda de niños mientras tocaban una y otra vez *it's a small world after all; it's a small world...* (*el pequeño mundo es...*).

¡Ay, atracción equivocada! Por desgracia no me encontraba ni en Fantasilandia y ni siquiera en Dormilandia.

El día terminó con algo bueno en *Fantasmic*. ¡Magnífico! Qué espectáculo más hermoso. Suficiente para hacerme olvidar mi agotamiento. Una vez más mi enfermedad nos abrió puertas mágicas: conseguimos un asiento al frente, en el área reservada para las personas con sillas de ruedas y su famila.

Aunque me encantó *Fantasmic*, no me gustó tanto como para quedarme en el parque de doce a quince horas. La próxima vez que vayamos a Disneyland, nos vamos a hospedar en el Hotel Disneyland, para que yo pueda regresar en el monorriel a leer un poco y tomar una siesta.

Hubiéramos podido cambiar al Hotel Disneyland Pacific, porque según me enteré tienen un *Practically Perfect Tea with Mary Poppins* [Prácticamente el té perfecto con Mary Poppins] en un precioso salón de jardín victoriano.

Eso sí es más parecido a mi taza de té.

Miguelito, inscríbelos.

No he de admitir impedimentos para
el matrimonio de mentes genuinas.
William Shakespeare

ocho

Mujeres solteras con un solo seno

Los desafíos sin par que las mujeres solteras enfrentan después de «perder» un seno (o ambos).

En paz me acuesto y me duermo, porque
sólo tú, Señor, me haces vivir confiado.

SALMO 4:8

Cuando Lynda Duncan asistió a su 25ª reunión de la escuela secundaria, siendo una mujer soltera, prefirió escuchar acerca de la vida de sus compañeras de clase más que hablar de la suya.

Pero después de dos décadas y media, sus compañeras querían una actualización.

Así que dijo: «¿Ustedes quieren escuchar a qué me dedico, qué hago para mi satisfacción personal, mi conversión al cristianismo, mi vídeo con el busto desnudo o mis siete tatuajes?»

Entonces Lynda miraba a sus amigas con una actitud totalmente inexpresiva y con facilidad les devolvía la conversación al tema de ellas.

Sin embargo, si la presionaran para dar una explicación, ella contestaría: «El tío Sam paga las cuentas porque trabajo para el gobierno; trabajo con estudiantes de secundaria por satisfacción personal; mi conversión fue en 1979; el vídeo con el busto descubierto se debió a que me dieron radiaciones y los médicos querían un vídeo con el busto descubierto y sin cabeza para demostrar visualmente la falta de impacto negativo de la radiación, no había quemaduras ni cicatrices y los siete tatuajes fueron para el tratamiento de la radioterapia».

Lynda es una sobreviviente de cáncer de mama.

Igual que Janis Whipple, quien tenía 34 años y también era soltera cuando le dieron el diagnóstico. Aunque le descubrieron cáncer solo de un lado, debido a su agresiva naturaleza Janis optó por una mastectomía bilateral seguida de una inmediata cirugía reconstructiva.

Cuando su cirujano plástico llegó a revisarla al día siguiente de la operación, le preguntó: «¿Hay algo que pueda hacer por usted?»

Sin perder un instante, Janis contestó: «Sí, sería bueno que me trajera un médico joven y guapo».

A algunos hombres les intimidaba un poco pedirle una cita a esta editora de libros y ex directora de relaciones públicas con una maestría en artes del Seminario Teológico Bautista del Sur. «Si a eso agregara la Gran C, en especial el cáncer de mama, me siento como "bueno, aquí va otra gran desventaja para conseguir una cita"» —expresó.

«De hecho, dos desventajas» —agregó Janis con una risa.

Pero ahora, ya no considera que en esta época de su vida sea un problema tener una cita con un hombre. Comentó: «A veces me aterra la idea de sostener una relación, pero también creo que no debo prejuzgar a alguien que ni siquiera conozco».

Beverly Ann, que tenía 41 años cuando le dieron el diagnóstico, atravesó por la experiencia del cáncer de mama siendo soltera, pero no se abatió. «Conozco a muchas personas casadas que lamentan que esto le suceda a una mujer soltera», dijo. «Piensan que vamos a tener dificultades, aunque para nosotras tal vez es más fácil tomar decisiones en cuanto a los tratamientos al estar solteras».

Cuando Beverly estaba en casa y no se sentía bien, se acostaba.

No cocinaba.

No limpiaba.

No hablaba.

Estuve a la par de ella en los primeros dos de estos tres factores.

¿Pero no hablar? Es como si me pidieran que no respirara.

«Recibí muchas bendiciones durante mi tratamiento —comentó Beverly—. El Señor y mi madre siempre estuvieron conmigo».

Una forma en la que la mamá de Beverly la ayudó era cocinándole su comida favorita.

El único problema fue que la comida era tan buena que en un período de ocho meses Beverly aumentó cerca de veinte kilos de peso después de la operación. Al inicio perdió como ocho kilos antes de la cirugía, debido al nerviosismo.

«Mi familia y yo comenzamos a comer el día que salí del hospital» —dijo.

»Como no comí en el hospital, tenía mucha hambre, así que le pedí a mis padres que camino a casa nos detuviéramos en un *Burger King* donde me comí una hamburguesa doble, una ración grande de papas fritas y un batido doble de chocolate, como si ya no fuera a volver a comer. ¡Sorpresa! Seguí comiendo, esperando enfermarme, pero eso nunca sucedió.

»Mi cirujano dijo que comiera todo lo que quisiera. Bueno, me lo comí todo, mis comidas favoritas de toda la vida. Alimentos que no había probado durante años, ¡fue maravilloso!»

Janis también ganó algo de peso durante sus tratamientos.

«Pensé que si no sabía cuánto tiempo me quedaba, me iba a comer todas las papas fritas de McDonald que quisiera» —dijo riéndose.

Lo que Janis no tenía era el apoyo, en la misma ciudad, de su familia más íntima; ella vivía en Nashville y en ese tiempo sus parientes vivían en Florida.

«Es entonces cuando resulta difícil estar soltera» —agregó.

Sin embargo, la geografía no evitó que sus seres queridos se comunicaran con ella constantemente y oraran a diario por Janis. Además, cada miembro de su familia se turnó para venir a quedarse con ella una semana durante la cirugía, los tratamientos subsecuentes y las hospitalizaciones. «Fue maravilloso —dijo Janis—. En realidad tengo una familia muy cercana y estuvieron aquí conmigo, pero fue difícil cuando el último miembro se fue y yo sabía que nadie iba a regresar».

Janis admite que aunque se sentía vulnerable en ese tiempo, también había una parte de ella que necesitaba estar sola.

Janis nunca estuvo sola por completo. Su mejor amiga, Kelly, estaba todo el tiempo con ella y la acompañaba en sus operaciones, tratamientos y hospitalizaciones.

Un par de años después de la mastectomía doble, los médicos detectaron una recurrencia del cáncer en el esternón de Janis, así es que se tuvo que someter a radiación, quimioterapia, un trasplante de células madre y más quimioterapia.

«Kelly siempre estuvo ahí para tomar mi mano, orar y llevarme a caminar por los pasillos. Incluso, me compró unas pantuflas de conejo para usar en el hospital, y ella se compró otro par para usarlas junto conmigo en nuestras caminatas» —recordó Janis.

«No hubiera podido pasar estas experiencias, siendo soltera, sin su cariño, apoyo y presencia —agregó—. Yo sabía que no importaba lo que hiciera, dijera o cómo me veía, ella siempre estaba ahí».

También Dios siempre estaba ahí acompañando a Janis. Este es uno de los muchos pasajes de las Escrituras que la sostuvo durante este tiempo:

Yo lo libraré, porque él se acoge a mí;
lo protegeré, porque reconoce mi nombre.
Él me invocará, y yo le responderé;
estaré con él en momentos de angustia;
lo libraré y lo llenaré de honores.
Lo colmaré con muchos años de vida y
le haré gozar de mi salvación.

SALMOS 91:14-16

Además, ahí estaban los amigos y los compañeros de trabajo que demostraban su amor a través de la acción. «Estas personas me cortaban el pasto, le daban de comer a mi perro y llenaban el congelador de comida; incluso, una amiga vino y me limpió la casa» —dijo.

Como una editora de libros muy ocupada, miembro del equipo de alabanza de la iglesia y líder de estudios bíblicos, Janis estaba acostumbrada a los muchos oficios y sombreros. Pero no se había dado cuenta de la gran cantidad que iba a reunir, un total de casi noventa.

Janis recuerda que una vez, durante el verano, ella y su familia fueron a San Francisco a ver a su hermano participar en una competencia de canto. Puesto que ella se puso un sombrero, toda la familia fue también con un sombrero, por solidaridad. «Desde Florida vinieron con los sombreros en la maleta solo por mí» —comentó.

No solo su familia se puso sombrero como muestra de solidaridad con Janis.

Durante los meses de la quimio, por lo general ella usaba un sombrero diario para ir a trabajar. Un día, cuando Janis llegó a la oficina, notó que dos compañeros se pusieron gorras de béisbol dentro del edificio, pero no pensó mucho en el asunto.

Entonces, al revisar su correo electrónico encontró un mensaje de un compañero de trabajo —alguien a quien ni siquiera conocía muy bien— que organizó «el día del sombrero» como una forma de alentar a Janis.

«Entré a la reunión de la mañana y todos tenían un sombrero puesto» —recordó. Cuando fue a la cafetería a la hora del almuerzo, muchas personas llevaban puesto un sombrero, de todo tipo, desde cofia de enfermera y sombreros de papel hasta cascos antiguos de la Fuerza Aérea.

Ese día Janis se tomó una fotografía con la brigada del sombrero en la cafetería. Esa fotografía está orgullosamente colgada en su cubículo en el trabajo.

Pelucas y sombreros no son lo único a lo que las mujeres se tienen que adaptar durante y después del proceso del cáncer de mama.

Cuando Beverly, una mujer afroamericana, fue a probarse su prótesis mamaria, le preguntó a la vendedora si tenía de diferentes colores de piel.

«La empleada contestó: "Sí, pero nadie la va a ver"» —relató Beverly.

¿La respuesta de Beverly?

«Bueno, ¡*yo* la voy a ver!»

Está muy contenta de que su prótesis sea del mismo tono de su piel.

«De esa manera puedo usar un sostén de encaje —explicó Beverly—, así se transparenta el color moreno».

Ahora Beverly es voluntaria en la Sociedad de Cáncer de los Estados Unidos y trata de apoyar a otras mujeres que pasan por la experiencia del cáncer de mama, incluyendo a su prima.

Según la Sociedad de Cáncer de los Estados Unidos, las mujeres afroamericanas tienen más probabilidades de morir de cáncer de mama que una mujer de otro grupo racial o étnico.

A pesar de eso, solo el 54,9% de las mujeres afroamericanas de más de 50 años informan haberse realizado un mamograma y un examen clínico mamario en los últimos dos años.

Beverly comenta que, a excepción de su madre, sus amigas y mujeres de color de la familia no hablan mucho del tema. «Me gustaría observar un cambio y estoy haciendo un esfuerzo para propiciarlo» —dijo Beverly.

La madre de Janis Whipple también la ayudó y le dio algunas palabras de gran sabiduría. «Me recordó que no tenía por qué estar cerca de alguien que tuviera una actitud negativa durante el proceso».

Así que Janis hizo unas cuantas amigas nuevas.

Está bien, eran pelucas, pero ella les puso nombres.

Loretta, a quien conoció a través del correo.

Era una peluca sin nombre cuando Janis la descubrió en el catálogo de pedidos por correo, pero una vez que la pieza de cabello sin cabeza llegó a Nashville y Janis y su mejor amiga vieron la GRAN peluca de cerca y en persona, la bautizaron como Loretta.

Aunque no tienen mucho en común, Loretta felizmente acompañó a Janis a un par de fiestas de disfraces.

Después de Loretta, el médico de Janis le recetó otra peluca.

«El médico la llamó "prótesis craneana" y pensé, "justo lo que necesitaba, un cerebro nuevo"».

En total, Janis tenía cinco pelucas y a todas les puso nombre: Pam, Susie, Nancy, Tammy y, desde luego, Loretta.

Hay amigos más fieles que un hermano.

PROVERBIOS 18:24

nueve

Cuentos humorísticos del frente de batalla

O lo que sucede cuando el «relleno» se sale del sostén y se desplaza al centro del pecho durante una importante reunión de negocios.

La risa es saludable por definición

DORIS LESSING

No sé ustedes, pero cuando yo aumento de peso, el busto me crece. En cambio, si bajo de peso es lo primero en desaparecer.

Naturalmente, una vez que volví a ser «saludable», recuperé todo el peso perdido durante la quimio... y algo más. Así que mi seno real aumentó, pero no así el modelo nuevo y mejorado que me construyeron con cirugía.

¿Ven el problema?

¡Eso es! Estaba asimétrica.

Tuve dificultades para encontrar un sostén que me sirviera. En realidad, nunca encontré uno que me ajustara bien. Así que durante años me rellené las copas con todo lo imaginable: pañuelos desechables, papel de baño, hombreras, el poliéster para rellenar las colchas de mi esposo, cualquier cosa que sirviera.

Con diversos grados de éxito.

El papel de baño estaba bien, pero no tenía el volumen que tenían los pañuelos desechables.

Uno o dos pañuelos desechables no tenían efecto alguno mientras que cinco o seis tendían a dejar un bulto notable, en especial cuando usaba camisetas. Por fin, establecí que cuatro pañuelos desechables era el número perfecto.

Pero no era una solución infalible. Así que traté de disfrazar mi asimétrico pecho lo mejor que pude usando blusas holgadas o disimulándolo con chalecos o chaquetas estilo de los sesenta.

¿Quién dice que el estilo de Annie Hall está fuera de moda?

Aunque tuve que mejorarlo un par de años después, cuando trabajé de escritora en el departamento de mercadotecnia de una pequeña compañía privada que tenía instalaciones para taller y cocina.

Cosas de moda.

Mi jefa, la gerente de mercadotecnia, también iba a la moda y era un poco intimidante. Era alta, rubia, delgada, con un peinado casi perfecto, inmaculadamente vestida con ropa de diseño ligeramente informal (piense en beige y color de arena) y era brillante en su trabajo.

Como fui una ex reportera mal pagada para un periódico comunitario semanal, que por lo general compra los saldos en las tiendas cercanas de descuento, me sentía un poco fuera de mi liga.

Durante nuestras reuniones semanales de mercadotecnia, reportábamos nuestros proyectos y los poníamos al día. Un día, mi jefa dijo que le gustaría que a la siguiente semana yo hiciera una presentación especial de mi proyecto.

La noche previa a la reunión estaba muy nerviosa, revisando mis notas una y otra vez para estar segura de estar preparada y seleccioné el atuendo con cuidado: profesional pero no demasiado formal, confiada pero cómoda.

Caminé hacia la reunión un poco tensa, pero como mi presentación avanzó de manera satisfactoria, me relajé. De pronto, tuve una necesidad incontrolable de rascarme, en un lugar muy inadecuado y poco profesional, entre los dos pechos.

Con una rápida mirada hacia abajo, descubrí la razón.

El poliéster del relleno para colchas, con el que esa mañana rellené el sostén a fin de compensar mi figura irregular, se estaba asomando por el escote en forma de V de mi blusa blanca. Yo estaba completamente inconsciente porque no tengo sensación en el lado reconstruido del pecho y el relleno, que daba mucho escozor, viajó hacia el centro de mi pecho durante la reunión.

Más rápido que un abrir y cerrar de ojos le di la espalda a los colegas con el pretexto de ilustrar un punto en el pizarrón blanco, y de manera subrepticia metí el relleno en el sostén y de paso me di una rápida rascada. Nunca se notó lo que hice.

Una vez que concluyó la reunión me fui rápido al baño, me quité todo el molesto relleno de poliéster y lo sustituí con un relleno de las fibras naturales del papel de baño.

Después de este vergonzoso incidente, pensé que tal vez debería intentar algo que se desplazara menos.

Puesto que Michael tiene unas manos geniales con la aguja de costura, y yo no, él decidió aplicar sus talentos al problema. Fuimos a una tienda de telas para comprar hombreras, las cuales él planeaba coser dentro de mi sostén.

Los paquetes traen dos hombreras, así que cuando regresamos a casa probé con doble relleno y ¡ahora sí estaba asimétrica!, pero de manera contraria. Así que optamos por «menos será mejor» al pensar que esto solucionaría el caso.

No lo solucionó.

Sin embargo, no me di cuenta sino hasta muchos meses después cuando me vi en una foto que me tomaron con mis dos mejores amigas. Podríamos llamarla la Torre de Pisa.

Cuando le mostré la foto a mi mamá y lamenté mi aspecto asimétrico, ella me sugirió que le pidiera a la médica que me recetara una prótesis.

«No tendré derecho, ya tengo cirugía reconstructiva» —lamenté.

«¿Ya le preguntaste?» —rebatió. Cabe destacar que no importa nuestra edad, la madre siempre sigue siendo la madre.

Solicité una cita con mi médica para una semana después. Me escribió la receta para un «sostén de mastectomía» y para una prótesis.

Con la receta en mano visité una boutique especializada donde la vendedora me probó una prótesis de silicona que se veía y se sentía casi igual a un busto real, que se completaba con un pezón simulado.

La dependienta me dijo que podía usar la prótesis dentro de la bolsa de mi nuevo sostén de mastectomía o simplemente moldearlo contra mi piel y mantenerlo en su lugar con el mismo sostén. La última opción se veía un poco más natural y ya que me gusta sentirme como una mujer natural, la dejé adherida a mi pecho.

Fue excelente. ¡Por primera vez en años tenía los dos lados iguales!

Me encantó mi nueva prótesis a tal grado que incluso la usaba en casa los fines de semana, momentos en que casi siempre estoy sin sostén.

El primer sábado que la usé, vino a la casa un plomero para arreglar un inodoro descompuesto. Mientras él intentaba quitar los tornillos del inodoro, yo estaba limpiando vigorosamente el sarro de la bañera.

De pronto, él y yo la escuchamos.

¡Zas!

Miramos hacia abajo. Ahí, balanceándose en el borde de la bañera, estaba sentada mi nueva prótesis vibrando con su rosada gloria.

«¡Ay, perdí mi pecho!» —dije sin mucha formalidad y tomé la pieza de silicona ante su mirada atónita.

«Es nueva» —agregué como si con eso lo explicara todo.

Sus ojos se abrieron aun más cuando despreocupadamente metí otra vez la prótesis en su lugar dentro de mi camiseta y seguí fregando la bañera.

Lo bueno fue que el plomero es el esposo de una muy buena amiga mía.

Dame sentido del humor, Señor;
dame la gracia de una broma ver,
Para que la dicha de la vida pueda yo obtener
y a otros poderla pasar.

ORACIÓN EN LA CATEDRAL CHESTER

diez

El cuerpo de ella, el dolor de él

En medio de la enfermedad de ella con frecuencia se subestima el temor y el dolor de él —una mirada reveladora a lo que enfrenta el marido.

¡Envejece junto conmigo! Lo mejor está por llegar.

ROBERT BROWNING

El cáncer de mama de una mujer no solo la afecta a ella, sino que también impacta con fuerza al hombre que la ama. Creo que de muchas maneras la experiencia es mucho más difícil para él, en parte por sentirse tan impotente. Los hombres son «arregladores» geniales. Pero esto es algo que no pueden arreglar. Lo que sí pueden hacer —por fortuna— es dar amor, apoyo y aliento.

Y decirnos que somos hermosas. Eso es grandioso.

Pero voy a salirme del tema. Esta es la historia de Michael. Cariño, es todo tuya.

La historia de Michael

Laura me pidió que escribiera un poco sobre mi parte de la historia, lo que significa atravesar por la experiencia del cáncer de mama desde el punto de vista del esposo.

Para ser completamente honesto, es repugnante. En especial cuando se es recién casado.

Había escuchado que el primer año de matrimonio casi siempre es difícil. Incluso, lo es más cuando la pareja se casa tarde en la vida. Pero al estar conscientes de esto, evitamos muchas de las dificultades y en realidad, nuestro primer año fue maravilloso.

Claro, hubo grandes ajustes... y grandes sesiones de confrontación.

Después de todo, ambos estábamos en nuestros treintas y éramos individuos fuertes e independientes con temperamentos artísticos. Pero, las cosas fueron bien. La vida estaba llena de posibilidades y nuestro primer aniversario fue maravilloso.

Entonces, vino lo de la biopsia.

Durante todo el proceso estuve completamente seguro de que no había nada que temer. Dentro de mi candidez, sabía que solo se trataba de un examen de rutina, así que no me preocupé mucho.

Entonces, el cirujano entró al cuarto de hospital donde mi suegra y yo estábamos esperando; ella estaba preocupada porque la masa se veía «rara».

El patólogo confirmó su sospecha.

Cáncer.

Me tomaron por sorpresa.

Mi suegra y yo tomamos las manos de Laura cuando el médico le trajo la noticia a mi amada: «Me temo que es canceroso».

Recuerdo que quería brincar y amortiguar esta noticia. Era demasiado frontal, traumático, ¿cómo iba mi «recién casada» a responder?

Laura comenzó a llorar y mi suegra la abrazó. No recuerdo lo que hice, pero sentí que algo me indicaba que debía dejarlas porque la madre y la hija necesitaban pasar a solas un momento. Así que me dirigí a la sala de espera.

Como tenía que hacer algo, llamé por teléfono a mi hermana Sheri.

Sheri, diez años mayor que yo, siempre ha sido como mi madre. Somos muy unidos y fue en ella en quien busqué consuelo, no fue sino hasta que mencioné la palabra *cáncer* que comencé a desplomarme.

Sheri me conocía mejor que nadie más en el mundo. De hecho, en esa temprana fase de mi matrimonio, me conocía incluso mejor que Laura.

Y mi hermana sabía lo que necesitaba oír.

«¡Contrólate! —me retó con una voz firme y autoritaria—. Tu esposa te necesita ahora mismo. Desplómate *más tarde*, lejos de Laura. Ella necesita tu fuerza y necesita que estés a su lado».

Dudo que ningún ser humano me hubiera podido decir alguna otra cosa en ese momento que fuera más adecuada o más necesaria. Creo firmemente que Dios inspiró cada palabra que me dijo Sheri durante esa conversación telefónica.

Fue mi llamada para actuar.

No recuerdo de quién fue la idea, pero determiné que Laura no vería mis dudas, mis temores, mi debilidad. Yo obtendría apoyo de cualquier parte y no sería otra cosa que apoyo y aliento para Laura.

Poco comprendía lo que esto significaría, pero me dio una misión y un propósito. Me activó en el papel que tendría que desempeñar durante los siguientes meses.

Me convertí en el ayudante primario de Laura, le cambiaba sus bolsas de la venoclisis, la inyectaba y me aseguraba de que las enfermeras le dieran su medicina a tiempo. Aprendí más que lo que cualquier otra persona necesitaba saber respecto a los medicamentos.

Trataba de no sentir. Nada.

Solamente traté de estar, de hacer. Me concentraba solo en el momento presente y enfrentaba cada reto según se presentaba.

Durante la mastectomía y el primer tratamiento de quimioterapia me fue bastante bien, si así puedo decirlo en cuanto a mí. Al menos por fuera. La mayor parte de las maravillosas historias del caballero de la brillante armadura que Laura cuenta sobre mí sucedieron durante este período.

Entonces, aquí está el resto de la historia.

Después de administrarle la quimioterapia al cuerpo de Laura por primera vez, salí a dar un «paseo». Laura nunca supo hasta mucho tiempo después que fui en busca de un lugar donde vomitar. Nunca en la vida había enfrentado algo tan difícil como observar que alguien le ponía algo letal a la mujer que amo. Y sentirme completamente impotente para reaccionar ante esto.

Aunque lograba actuar de manera adecuada, negaba mis sentimientos. No enfrentaba lo que en realidad estaba sucediendo dentro de mí.

Fueron muchas las ocasiones en que me quedé helado al entrar al cuarto de Laura mientras estaba durmiendo. Mi propia respiración se detenía hasta que confirmaba que ella seguía respirando. En lo más íntimo de mi ser, me aterraba que pudiera perderla.

Y el enojo crecía poco a poco.

Sí, al principio sostenía el recipiente mientras Laura vomitaba. No era nada atractivo, pero después de todo, yo estaba en «función». Después del segundo tratamiento, le traje un trapo fresco y se lo coloqué en la espalda mientras vomitaba. Después del tercer tratamiento, llamaba al baño para asegurarme de que estuviera bien.

Pero después del último tratamiento, me levantaba y me iba al otro lado de la casa cuando ella tenía náuseas.

Ya no podía soportarlo más.

Mucho de esto simplemente tenía que ver con el deterioro de mi resistencia. Pero también, cada sesión era peor y peor para Laura y por lo tanto, también para mí.

Trabajaba jornada completa, un trabajo de gran tensión por el día y cuidaba a Laura durante toda la noche. Una vez, después que la hospitalizaron por un resfriado común, le pedí a la mayoría de los amigos y la familia que no la visitaran porque su sistema inmunitario estaba débil y el riesgo de infección era demasiado grande.

Esto significó tener aun más trabajo que hacer.

Me deshice frente a mi hermana. El enojo reprimido explotó y comencé a gritar en cuanto a lo injusto que era todo. «¡Yo no pedí esto!» —exclamé.

«Sí, lo pediste —me respondió Sheri en tono amable—. Yo te escuché decirlo. En prosperidad y en adversidad, en salud y en enfermedad».

¡Caramba!

Seguro, es verdad que esto era injusto.

Era injusto que Laura tuviera cáncer.

Era injusto para mí que tuviera que inyectarla y levantarme cada dos horas a cambiarle las bolsas de los sueros intravenosos.

Era injusto que esto nos sucediera al inicio de nuestro matrimonio. Pero, ¿y qué?

«En la vida suceden cosas desagradable» se convirtió en una de mis principales filosofías.

Nunca hubiera creído que mi Dios amoroso podría *causar* el cáncer. Todavía me resisto a creer que Dios *quería* que pasáramos por esta experiencia. A Laura le dio cáncer porque «suceden estas cosas».

Y punto.

Dios nunca nos prometió que la vida sería siempre justa. Todo lo contrario, en esta vida tendremos pruebas y tribulaciones. Sin embargo, Dios nos prometió... todo mal obra para bien, y yo tomé la promesa. No se alivió mi enojo, pero me ayudó a aguantar.

Los días avanzaron y las sesiones de la quimio terminaron. Los catéteres intravenosos y las inyecciones se acabaron y lentamente Laura se recuperó.

Es extraño, mi enojo se convirtió en depresión, una depresión que duró varios meses. Durante mucho tiempo no supe por qué. De pronto caí en la cuenta, Laura ya no me *necesitaba*.

Había sido su cuidador, su enfermero, su protector. Pero ahora ya ella se podía hacer las cosas otra vez. Me sentí sin identidad.

Supe que el cáncer me había cambiado de modo irrevocable y que nunca volvería a ser el mismo. Ahora ya no era necesaria la persona en la que me convertí durante el tratamiento.

Cuando Laura de nuevo comenzó a poner su vida en orden, mi vida se perdió en el mar. Me tomó como un año recuperarme emocionalmente, en parte porque no me sinceré con nadie.

E incluso ahora hay heridas que todavía me siguen doliendo. Hasta el día de hoy ni siquiera puedo escuchar a Laura vomitando. *Cariño, te amo, pero arréglatelas como puedas.*

Hace algunos años, a la hermana de Jonie, mi compañera de trabajo, le diagnosticaron cáncer de ovario, y Jonie se convirtió en una de sus cuidadoras primarias. Debido a que nuestros escritorios están próximos, hablábamos con frecuencia sobre cómo iban las cosas. Me sorprendía el paralelismo entre Laura y la hermana de Jonie, y también entre Jonie y yo. Incluso en la etapa de pérdida de «¿quién soy ahora?» cuando su hermana volvió a ser autosuficiente. Al contarle mi historia, ayudé a Jonie. Pude escucharla y tener empatía con ella porque yo estuve ahí, e hice eso.

Considero que, de muchas maneras, soy una persona reservada. Preferiría olvidarme de estas cosas. Hay una parte dentro de mí que no quiere volver al pasado ni revivir esa etapa de nuestra vida. Pero eso no es lo que la vida, ni lo que Dios, tiene destinado para nosotros.

Poco tiempo después de que le creciera el cabello, Laura escribió su historia del cáncer para nuestro periódico local. Mi tía Betty, que trabaja en un consultorio médico, relató una historia que le escuchó a una enfermera de la consulta. Una de sus pacientes sabía que tenía una masa dura en el pecho, pero tenía tanto miedo que no quería ir a consultarse. Entonces, leyó la historia en el diario y comentó la enfermera que, como resultado, decidió que si el marido de esa mujer (yo) pudo apoyarla, tal vez ella no tenía por qué temer la reacción de su marido. Así que solicitó la cita para el mamograma.

Me sorprendí mucho. Fue el apoyo que le brindé a Laura lo que ayudó a esta mujer a vencer el miedo.

Se nos dio el regalo de escuchar de alguien que se afectó con el artículo. La mujer simplemente estaba hablando con su enfermera, sin saber que mi tía, que tenía relación con la escritora, trabajaba en ese consultorio. La enfermera se lo contó a Betty y ella a nosotros.

Antes mencioné la promesa que Dios hace, que todas las cosas sirvan para bien. El buen resultado del cáncer de Laura es que ella —y yo, en menor grado— hemos podido ayudar y dar consuelo a muchos otros.

En la primavera y el verano trabajo como voluntario recogiendo fondos para la Sociedad Americana del Cáncer. Hablo con amigos y extraños, ya sean hombres o mujeres, sobre los mamogramas y las mastectomías. Es parte del nuevo hombre en el que me convertí.

Hace poco tiempo pasé cerca de una compañera de trabajo y noté que estaba llorando. Algunas veces, recibimos llamadas telefónicas que nos afectan, así que hice un comentario en cuanto al «mal trato de otro cliente». Me contestó que era más que eso, acababa de recibir los resultados de su mamograma.

De inmediato le dije que saliéramos para conversar.

Una vez afuera, le pedí detalles. Había una «masa» y del consultorio médico querían que regresara para practicarle un ultrasonido. Ella escuchó la palabra *masa* y pensó en una cosa enorme que le crecía por dentro y temía que la fuera a matar.

Ahora, ya he recorrido un largo camino desde esos primeros días maritales cuando me avergonzaba comprar «productos femeninos» para Laura.

Es decir, soy un hombre. Hablar con una mujer que no es mi esposa, madre ni hermana, acerca de algo que está creciendo dentro del busto, ¿no parece raro? así le pareció a su marido, quien me conocía desde la secundaria. A veces a mí también me parece extraño.

Pero en este caso fui capaz de hablarle con lógica. En ese momento, el temor era su peor enemigo. El temor entorpecía su capacidad de razonar. Una vez que combatimos el miedo, tenemos ganada la mitad de la batalla. Pude alentarla con conocimiento para luchar contra el miedo.

Debido a lo que Laura y yo atravesamos, estaba preparado para impartir información. Una *masa* no necesariamente se refiere a su tamaño sino que es solo una palabra para describir una *cosa* que ocupa un espacio o algo que *crece.* Hablamos durante varios minutos y cuando regresamos a nuestros escritorios, se sentía mucho más aliviada.

Desmitificar lo desconocido.

Al final resultó que ella está bien. La masa era benigna.

Lo voy a decir de nuevo: Dios nos prometió que nos daría un bien a partir de un mal. Porque estuve ahí, pude darle consuelo a alguien que tenía dolor.

Un bien. Dios es bueno.

No hay nada simpático en cuanto al cáncer, ni para la paciente ni para los que la aman. No es un chiste, es espantoso.

Entonces, ¿qué debemos hacer? ¿Ser un atemorizado espectador? Decimos que no. El buen humor es un arma muy poderosa en la batalla y Laura y yo nos reímos mucho, especialmente al inicio.

Esto nos ayudó a cruzar por los momentos verdaderamente difíciles.

Y luego, el día que Laura terminó con su última cirugía reconstructiva, le robaron el auto del estacionamiento en la casa, mientras estábamos en el centro de cirugía.

Cuando llegamos a casa y descubrimos esto, nos reímos, y nos reímos. Después de todo lo que habíamos pasado, era absurdo que tuviera que suceder precisamente ese día y no otro. A veces, si no se ríe, hay que llorar.

Optamos por reírnos.

A los que sufren, Dios los libra mediante el sufrimiento;
en su aflicción, los consuela.

Job 36:15

once

Te muestro la mía si me muestras la tuya

Hablar con otras mujeres ayuda a mitigar el temor de la Gran «C».

No vives solo en el mundo. Tus hermanos
también están aquí.
ALBERT SCHWEITZER

La primera persona conocida que tuvo cáncer de mama fue mi tía abuela Annette. «Tía» Annette es la sobrina de mi abuelo Augie, así que si queremos ser más precisos, realmente es mi prima segunda. Pero los primos son para andar en patines, irnos a dormir a su casa y patear una lata. Y yo nunca pateé una lata con tía Annette. Además, ¿cómo explicarle a una niña de nueve años que una persona que le triplica la edad es su prima?

Así que se quedó con el nombre de tía Annette. Le diagnosticaron cáncer de mama cuando tenía cuarenta y dos años, ahora tiene setenta y ocho y ha estado libre del cáncer casi durante cuatro décadas.

«No me molestó cuando lo supe —dijo—. Para mí, no es un brazo ni una pierna. Además, solo peso cuarenta kilos, así que tenga o no tenga sostén, nadie lo nota».

Hace un par de años, después de la operación de Annette, la maestra de gimnasia de las niñas de la escuela secundaria de la localidad estaba planeando hablar con sus estudiantes sobre la importancia de hacerse el autoexamen mamario. Le preguntó a mi tía que si podría ir a la escuela a contar su experiencia del cáncer de mama.

Lo hizo con agrado.

La tía Annette le recomendó a las niñas que todos los meses se hicieran un autoexamen mamario después de cada menstruación.

Durante la conferencia, brevemente la tía le dio la espalda a la clase, se volteó de frente otra vez y agregó: «De otra manera, van a tener este tipo de problema» y tiró su prótesis hacia arriba, al aire, y luego la atrapó.

A fin de apoyarse en un elemento didáctico visual.

Una historia diferente es la de la fisioterapeuta Barbara Johnson, a quien realmente le fue mal en su experiencia de cáncer de mama. Al regresar al trabajo de supervisora, su personal de más de treinta técnicos de terapia física y ocupacional —hombres y mujeres— estaban llenos de preocupaciones y de preguntas.

Muchas preguntas.

Así que durante su primera reunión semanal con el personal, Barbara, en actitud elocuente se metió la mano dentro de la blusa, se sacó la prótesis y la colocó en la mesa.

Es hora de mostrar y explicar.

Qué manera grandiosa de aliviar el temor y desmitificar lo desconocido. Sin embargo, no creo que esa demostración en particular fuera tan bien recibida en una presentación de Hewlett-Packard o IBM.

Yo misma he mostrado la prótesis, a veces a propósito. Pero no siempre (como ahora ya lo saben).

También mostré mi pecho remodelado, una y otra vez, en especial cuando era de una marca nueva y estupenda, pero solo a las mujeres. Es como mostrarles a los amigos y a la familia nuestra casa remodelada, una vez que por fin se terminó de construir.

Hay un gran sentido de alivio, y de orgullo, en el producto final.

Todo el que haya hecho alguna remodelación o mejoras extensas en un proyecto del hogar sabe lo importante que es mantener un sentido del humor durante el proceso de construcción.

Por eso, durante la reconstrucción mamaria de una mujer, su hija adolescente le preparó una variedad de adornos adheribles para colocarlos en el pecho en progreso. Cuando el médico abrió la bata, recibió el saludo de una carita sonriente.

No obstante, no todos están preparados para ver el lado de la cara sonriente en las cicatrices de la cirugía y el pecho reconstruido.

Recuerdo que unos días antes de mi mastectomía fui a visitar a mi amiga en el salón de belleza donde trabajaba. Llegó una de sus clientes, que ya se había sometido a cirugía plástica reconstructiva de la mama, y tenía una cita, así que mi amiga nos presentó y le dijo que pronto a mí me harían la misma operación.

Ni siquiera me dio tiempo a parpadear, esta mujer cincuentona que en mi vida había visto ¡se levantó la blusa y me deslumbró!

«¿No es grandioso? —preguntó con orgullo—. Mi cirujano plástico realizó un trabajo maravilloso».

«Ah, sí... muy bueno» —tartamudeé, mirando con nerviosismo hacia la puerta del frente abierta de par en par.

Yo soy más del tipo de persona que solo muestra el pecho a la gente que conozco y atrás de las puertas cerradas.

Así es mi madre. De hecho, le gusta mantenerlo todo en familia.

Más o menos un año después de la segunda mastectomía de mi mamá, mi sobrina de once años (su nieta), Letitia, llegó de Phoenix a visitarnos.

Letitia siempre ha sido muy franca y curiosa, así que tenía un millón de preguntas que hacerle a su abuela sobre el cáncer, la cirugía, el tratamiento y la recuperación.

En realidad, Letitia quería saber cómo se veía el «pretendido» busto.

Mi madre se retiró la prótesis y le permitió a su nieta examinarlo.

«¡Se siente igual que uno real!» —exclamó Letitia.

Después, mi madre le mostró sus cicatrices de la mastectomía y dijo: «Mira, tengo el pecho tan plano como tú lo tenías hace un año» (mi sobrina tuvo un desarrollo precoz).

«Abuela, eso no importa —dijo Letitia—. Todavía estás viva y eso es lo importante».

«De la boca de los niños y de los que maman... »

La artista Eve Dorf, que tenía cuarenta y nueve años cuando recibió el diagnóstico, halló otra forma visual para explicar a otras mujeres —y hombres— qué significa atravesar por el cáncer de mama.

Ella pintó.

«Una amiga me sugirió que plasmara mis sentimientos sobre el papel, y así lo hice —dijo ella—. Cuando llegaba a casa deprimida o cansada de uno de mis tratamientos de quimio o radioterapias, me sentaba y realizaba una pintura pequeña».

Hace un par de años, en una exhibición de arte, tuve el privilegio de ver las «pequeñas» pinturas que reflejaban sus sentimientos durante el tratamiento.

Me hicieron llorar.

En especial, «Lágrimas de cocodrilo» que muestra a una Eve calva llorando el día que fue a una tienda de pelucas. Todas las mujeres que han perdido el pelo con la quimio saben a lo que me refiero.

Pero sus veinte maravillosas acuarelas y acrílicos también incluían algunas pinturas caprichosas, como «Carita feliz» y «A la novia le gustó mi sombrero».

Lo que comenzó como una terapia para Eve ahora sigue ayudando a cientos de mujeres a medida que sus exposiciones dan la vuelta por diferentes hospitales, centros de atención de cáncer y galerías de arte.

Tía Annette también ha ayudado a incontables mujeres.

Cuando se sometió a su operación, a mediados de la década de 1960, apenas era la tercera ocasión que su médico realizaba una mastectomía. También le hicieron una histerectomía durante la misma hospitalización; en aquel entonces la profesión médica pensaba que ambas estaban relacionadas ya que ambos eran «problemas femeninos».

Poco después de la recuperación de Annette, su médico la llamó y le preguntó si le podía hablar a otra mujer a quien diagnosticaron recientemente y estaba horrorizada ante la perspectiva de la cirugía.

Tía Annette lo hizo. Y pocos meses después, habló también con otra mujer.

Y otra.

Y otra.

Desde entonces, ya perdió la cuenta de la cantidad de mujeres que ha visitado y les ha hablado sobre el cáncer de mama durante todos estos años.

En la actualidad hay un grupo de apoyo de cáncer de mama que se reúne el tercer sábado de cada mes en el Hospital St Mary en Racine, Wisconsin, gracias a mi tía Annette que inició esta actividad, hace muchos años, con una sola mujer a la vez.

El que es feliz también puede hacer felices a otros.

Anne Frank

doce

No te dejaré ni te desampararé

La confrontación del temor, nada gracioso, de morir sola en una cama de hospital a las tres de la madrugada.

Hay momentos en la vida del hombre en los que, independientemente de la actitud del cuerpo, el alma está de rodillas y en oración.

VÍCTOR HUGO

Mi amiga Debbie tenía cuarenta y tres años cuando le diagnosticaron cáncer de mama. Es esposa de un pastor y tiene dos hijos, ha caminado con el Señor desde que era una niña de diez años.

Pero eso no le evitó sentir el temor de enfrentarse ante la posibilidad de morir de cáncer.

Llegó a la casa con un montón de folletos de quimioterapia del oncólogo y ella y su esposo leyeron sobre los riesgos potenciales y efectos colaterales. Debbie recuerda que preguntó:

«¿Por qué tiene una que someterse a esto? ¿No sería mejor morirse?

»Mientras estaba diciendo eso, de pronto me di cuenta que me pude haber muerto —expresó—. Don y yo estábamos enfrentando eso juntos y él dijo: "No quiero que te mueras"».

En ese momento sonó el teléfono, era la cuñada de Debbie que acababa de enterarse de la noticia. Estaba llamando para decirle a Debbie que no prestara atención a las historias de terror sobre la quimio que relata cualquier persona como si le fuera a suceder a ella —en el preciso momento en que Don y ella estaban leyendo diversas historias terribles sobre la quimio.

«Esa no fue una coincidencia —dijo Debbie—. Era Dios diciéndome que se preocupaba por lo que yo estaba pasando en ese preciso momento, y que Él estaba allí conmigo. Me estaba diciendo: "No te preocupes, yo te guardo en mis manos"».

Más tarde, en su experiencia con el cáncer, Debbie recuerda haber orado pidiendo que si iba a morir, Dios preparara una madre y una esposa para reemplazarla.

«Quería que esa persona estuviera preparada y que mis hijos la aceptaran» —recordó ella. Era una mujer muy práctica y sin llorar escribió para el Señor en su diario: "Quiero que prepares a alguien más para que tome mi lugar y que sea incluso mejor de lo que he sido".

Sin embargo, cuando me relata esta historia, los recuerdos traen lágrimas a sus ojos.

Pero felizmente, ella y su familia no tuvieron la necesidad de descubrir si había otra mujer que llenara sus zapatos o sus corazones. Ella sigue llenando ambos muy bien.

Después de la cirugía, cuando se sentía con dolor y deprimida, Debbie volvió a pensar en la muerte. «En verdad es tentador permanecer en las partes negativas cuando una se está recuperando y se pregunta si hay alguna luz al final del túnel» —dijo.

Puedo, ciertamente, simpatizar con esa sensación —en especial la parte de la luz al final del túnel.

Nunca voy a olvidar un incidente un par de días después de mi tercera quimioterapia.

Me encontraba durmiendo en la recámara de huéspedes al frente de la casa y cerca del baño, conectada al suero portátil. Me levanté a media noche para ir al baño y de pronto sentí unos espasmos y náuseas sin vómito. Llegué al inodoro, pero no tenía nada en el estómago para vomitar.

Al regresar del baño empujando frente a mí el suero, iba cruzando el piso de madera cuando me asaltó otro espasmo que me dobló por su intensidad.

Después otro y otro más.

Me hundí en el suelo duro e imploré morir. «Dios mío, recógeme, llévame ya, no resisto más, es demasiado».

Débil y abatida, me quedé dormida en el suelo.

Veinte minutos después me arrastré hasta regresar a la cama y dormí el resto de la noche sin más crisis de espasmos.

Durante la mayor parte de mi dura prueba con el cáncer, la gente sigue maravillándose con mi «buena actitud» y asombrándose de cómo pude permanecer tan positiva y animada durante esta experiencia.

La respuesta es Dios.

La otra respuesta es, que nunca me vieron tan sola y aterrada a las tres de la madrugada en el hospital después de mi segunda quimioterapia cuando temerosamente me confronté con la posibilidad, muy real, de que podría morir.

Aunque Michael estaba durmiendo en un catre al lado de mi cama, no lo quise despertar, porque a pesar de lo mucho que me ama, yo sabía que no podría evitar que la muerte me reclamara.

Nunca me sentí tan sola, ni tan asustada.

Desesperada tomé mi Biblia de la mesa de noche y comencé a pasar las páginas y en mi interior le gritaba a Dios: «Ayúdame, ayúdame».

Él lo hizo, con las palabras del Salmo 18:

Los lazos de la muerte me envolvieron;
los torrentes destructores me abrumaron.
Me enredaron los lazos del sepulcro,
y me encontré ante las trampas de la muerte.
En mi angustia invoqué al Señor;
clamé a mi Dios,
y él me escuchó desde su templo;
¡mi clamor llegó a sus oídos! ...
Extendiendo su mano desde lo alto,
tomó la mía y me sacó del mar profundo.
Me libró de mi enemigo poderoso,
de aquellos que me odiaban
y eran más fuertes que yo.

Salmo 18:4-6, 16-17

La quimioterapia y la muerte eran unos enemigos demasiado fuertes para mí, pero Dios me prometió que me rescataría y cesó mi terror. Seguí leyendo su Palabra, los Salmos fueron haciendo eco a los clamores de mi corazón a Dios:

A ti, Señor, te pido ayuda;
a ti te digo: «Tú eres mi refugio ...»
Atiende a mi clamor,
porque me siento muy débil;
líbrame de mis perseguidores,
porque son más fuertes que yo.
Sácame de la prisión,
para que alabe yo tu nombre.

Salmo 142:5-7

La muerte y la quimioterapia me perseguían y eran demasiado fuertes para mí sola. La cama del hospital era mi prisión.

Escucha, Señor, mi oración;
atiende a mi súplica.
Por tu fidelidad y tu justicia,
respóndeme....
Hacia ti extiendo las manos;
me haces falta, como el agua a la tierra seca.
Respóndeme pronto, Señor,
que el aliento se me escapa....
Señálame el camino que debo seguir,
porque a ti elevo mi alma.
Señor, líbrame de mis enemigos,
porque en ti busco refugio....
Por tu nombre, Señor, dame vida.

Salmo 143:1, 6-9, 11

En ese momento, mi temor se alejó y en su lugar me invadió una maravillosa sensación de absoluta paz. Sabía con seguridad absoluta e inmutable que mi Señor me rescataría.

Yo no sabía *cómo*, solo que lo haría.

Si eso significaba que me curaría o me llevaría a casa para después llevarme al cielo, ya yo no tenía miedo, porque pertenezco al Señor.

Soy del Señor y nada lo puede cambiar.

Ni el cáncer.

Ni la quimio.

Ni la muerte.

Sí, la muerte hubiera podido tomar mi cuerpo devastado por el cáncer y la quimioterapia, pero nunca hubiera podido tocar mi alma libre de cáncer.

El Señor me prometió que nunca me dejaría ni me abandonaría, y nunca lo hizo.

Y yo sé que nunca lo hará, por lo que le estoy eternamente agradecida.

Porque yo sé muy bien los planes que tengo para ustedes —afirma el Señor—, planes de bienestar y no de calamidad, a fin de darles un futuro y una esperanza.

Jeremías 29:11

trece

La risa es la mejor medicina

Soy una prueba viviente. Los estudios científicos demuestran que la risa ayuda al proceso de curación.

El buen humor es una afirmación de dignidad, una declaración de la superioridad del hombre ante todo lo que le acontece.

ROMAIN GARY

En su libro pionero de 1979 *Anatomy of an Illness* [Anatomía de una enfermedad], (W.W. Norton and Company, Inc., New York) Norman Cousins afirmó que la «terapia de la risa» lo curó de una enfermedad incapacitante y supuestamente irreversible. «Nada es menos agradable que estar acostado boca arriba y con dolor en todos los huesos de la columna vertebral y las articulaciones» —escribió. Pero para revisar su hipótesis del buen humor, mientras se encontraba aún en el hospital, comenzó por ver unas viejas películas de Marx Brothers y algunos clásicos de la Cámara Indiscreta de la televisión.

Cousins descubrió que diez minutos de genuina risa tenían un efecto anestésico y le daban al menos dos horas de sueño sin dolor.

Cada vez más y más los estudios científicos en las décadas pasadas han demostrado que el buen humor aumenta la viveza, estimula el sistema inmunitario e incluso alivia el dolor. En la actualidad incontables médicos, enfermeras y psiquiatras dan seminarios y presentaciones sobre los beneficios terapéuticos del buen humor.

La Biblia dice: *Gran remedio es el corazón alegre* (Proverbios 17:22).

Bien, yo no soy médica, ni erudita médica, ni filósofa sabia, pero sí soy una firme creyente del poder medicinal de la risa.

Pero lo comprobé el día que invité a un pequeño grupo de mujeres a mi casa para celebrar una sencilla fiesta de sobrevivientes del cáncer. Mientras estaba sirviendo el té (al estilo inglés con leche y cuadritos de azúcar), le pregunté a una de mis invitadas «¿Un terrón o dos?»

«Eso no se le pregunta a una mujer que tuvo cáncer de mama» —dijo Sherris.

Todas las mujeres allí reunidas, que habían librado una batalla contra el cáncer de mama, soltaron la carcajada.

Y con el té comenzaron a fluir unas historias muy cómicas.

Sherris, que recibió quimioterapia y radioterapia —la cual requiere tener, en la porción superior del pecho y en el área del cuello, las marcas de una X con tinta azul para que el radiólogo sepa el lugar preciso donde aplicar las radiaciones— relató que los niños del jardín de niños de su hijo le preguntaron: «¿Por qué te pintaste con tinta? ¡Uno no se debe pintar con tinta!»

Luego Lee contó la historia de la mamá de una amiga que se sometió a una mastectomía hace muchos años.

Esta madre activa de setenta y tantos años vive en Hawaii y nada todos los días. El único problema es que su prótesis se sigue saliendo de su traje de baño.

«La ha perdido y encontrado en todas las piscinas, flotando en el agua —dijo Lee—. La recoge y se la vuelve a poner».

Esta vívida imagen desató una serie de risas en el grupo. En especial, cuando sumamos nuestras ideas para tratar de encontrar una solución al problema de la prótesis que se escapaba del traje de baño.

«¿Me pregunto si el Velcro podría ayudar?»

«¿O un imperdible?»

«¿Un botón?»

«¿Tal vez un cordel?»

Pero la idea de Debbie fue la mejor.

«Podría escribirle "si la encuentra devuélvala a..." y le escribiría el nombre de la dueña».

Más campanadas de risa.

Una prótesis no es el único accesorio de cáncer que no se comporta de la manera que siempre lo queremos.

Debbie dijo que finalmente dejó de usar una peluca cuando una niñita de su clase le preguntó: «Maestra, ¿por qué su pelo se mueve cuando voltea la cabeza?»

Janis lo comprende.

«Yo me rascaba la cabeza y la peluca se movía para atrás y para adelante. Me pasaba preguntándole a la gente ¿se movió mi peluca? Nunca lo sabía» —dijo.

Debbie dice que sin la peluca se siente como un personaje del programa de ciencia ficción *Viaje a las estrellas.*

Aunque mucho de su cabello ya se le cayó, todavía le quedan algunos mechones. Además, tiene un catéter que se le sale por un lado del pecho y una sonda de drenaje en el otro lado.

«Me siento como uno de los Borg», le dijo a su marido. Para los que no son fanáticos de *Viaje a las estrellas*, los Borg son criaturas espeluznantes, pálidas y calvas —parte humana, parte máquina— con tubos que le salen por todas las partes del cuerpo. Caminan entonando: «Somos los Borg, serás asimilado, la resistencia es inútil».

A diferencia de los Borg, Debbie no cree que la resistencia es inútil.

Ella decidió dar la batalla.

Hubo una mujer que fue a consultar a un médico nuevo poco después de su mastectomía y la reconstrucción.

Durante el examen este miró con sorpresa la gran cicatriz del pecho.

«Oh, esta no es mi mastectomía; es la cicatriz de mi apendicetomía» —le explicó ella. Su cirujano plástico realizó lo que se conoce como un procedimiento de colgajo, en el cual eliminan una parte de la piel del estómago; por eso la cicatriz de la apendicetomía se injertó en el pecho al formar la nueva mama.

Bromear con los médicos y las enfermeras es uno de los *pocos* productos graciosos de la cirugía.

Charlotte Frazier, de setenta y cuatro años, comentó que durante una hospitalización reciente por la quimio, una de las enfermeras le preguntó si quería que le dieran un baño de esponja. Charlotte comentó: «Me trajo una toallita para lavarme la cara, y le dije: "si no le importa, esta noche realmente me gustaría lavarme el pelo y arreglármelo"».

«La enfermera se me quedó mirando y preguntó: "¿Cómo?"»

«Tomé la toallita, me la pasé sobre la cabeza sin pelo, me la sequé y dije: "Ya terminé"».

La enfermera apreció el buen humor de Charlotte.

Lynda Duncan es conocida por su risa.

A medida que se le caía el pelo por la quimio, iba guardando pequeños mechones y luego los pegaba en tarjetas como un recuerdo.

Lynda también llegó al punto, durante sus muchas radioterapias y quimioterapias, en que requirió que los internos y residentes del hospital primero la conocieran e hicieran contacto visual con ella, antes de apuntar hacia su pecho.

Bonnie Sheaffer bromeó con un amigo médico después de su mastectomía, «Bueno, ya sé que cuando mucho, ahora los mamogramas solo lastimarán la mitad».

Es muy agradable encontrar un médico con buen sentido del humor.

Mi tía Annette se había recuperado de su mastectomía y estaba totalmente vestida y esperando que su médico la diera de alta del hospital. Al llegar, el médico observó que había llenado su sostén y le preguntó con qué lo rellenó.

«Con toallas sanitarias partidas por la mitad» —contestó mi tía que tenía una solución para todo.

«Tú siempre confundiste los extremos» —se rió el médico.

La risa ayuda.

Tal vez el médico era un colega de Patch Adams.

La película *Patch Adams*, cuyo protagonista es Robin Williams, se basa en una historia verdadera de un médico que creía firmemente en el poder curativo del humor y se opuso a lo establecido en ese tiempo haciendo cosas graciosas con la intención de hacer reír a los pacientes.

Una admiradora de Patch Adams es la sexagenaria Barbara Nichols, que por recomendación del médico fue a ver la película con su amiga Nancy. A la siguiente semana, cuando Nancy llevó a Barbara a su quimioterapia, las dos mujeres usaron narices de payaso rojas y de plástico en la sala de la quimio.

«Todo el mundo comenzó con unas risitas incontrolables, así que decidí dejarme puesta la nariz de payaso» —dijo Barbara.

Por primera vez la gente comenzó a sentir algunos deseos de ir a la quimio.

Aunque yo no tengo una nariz roja de plástico, si hubiera estado ahí habría entretenido a las mujeres con mi cancioncita del mamograma. Por favor, cántenla conmigo otra vez:

Gracias por el mamograma

Gracias por el mamograma.
Aunque duele un poquito,
mejor dicho, bastante
Maravilloso es lo que puede hacer,
encontró mi cáncer,
y ahora libre estoy de él.
Gracias por el mamograma.
Un pequeño apretón recorre
un largo camino
para encontrar la Gran «C».
Realmente ayuda a salvar las vidas
de compañeras como tú y yo.
¡Hágase un ma-mo-gra-maaa!

catorce

¿De aquí a dónde voy?

Consejos útiles para las mujeres con cáncer de mama.

Nada en la vida debemos de temer.
Solo necesitamos comprenderlo.
MADAM CURIE

Tal vez ya se estará haciendo esta pregunta: «¿De aquí a dónde voy?»

Primero, una importante aclaración que quizás ya haya comprendido al leer este libro no médico: No soy médica, enfermera, oncóloga, ni practico la flebotomía. De hecho, hasta tengo que voltear la cabeza para otro lado cuando me están sacando sangre.

De niña jugué con el estuche *El pequeño doctor*, por si eso sirve de algo.

Soy simplemente una mujer promedio, común —como usted— que tiene cáncer de mama. Y yo recuerdo muy bien lo que se siente al recibir el primer diagnóstico; puede ser un momento de mucho temor y agobio. Hay mucho que aprender, hay tantas decisiones que tomar, tantas emociones locas con las cuales tratar que una se encuentra como a tientas y aprendiendo en el camino.

En un esfuerzo para al menos disminuir algo de esa confusión, escribí —con la ayuda de otras sobrevivientes de cáncer de mama— una lista informal de pistas útiles. De ninguna forma pretendo ser exhaustiva (aclaré antes que no soy médica), y recuerde: yo escribo humorismo, no profundas tesis académicas. Esta lista destaca algunas de las lecciones importantes que aprendimos y que hubiéramos deseado que alguien nos enseñara al inicio de nuestra jornada con el cáncer.

1. Primero, busque un médico en quien confíe —si la atención médica no es de su agrado, entonces cámbiela. Necesita creer en su médico y sentir que ambos están en el mismo

equipo combatiendo juntos y con agresividad esta enfermedad No tema hacer preguntas.

2. Edúquese en cuanto a su cáncer de mama y los tratamientos disponibles; pida libros y panfletos a su médico o a la organización local del cáncer. Si considera que tanta información la agobia un poco (y *es posible*), deje esto y en su lugar escriba una lista de preguntas y preocupaciones para comentar con su médico y tome notas. O pida a una amiga que la acompañe para tomar notas.
3. Aprenda a encargarse de su tratamiento; no deje que el cáncer la controle. Mi marido Michael se frustraba conmigo porque en todas las áreas de mi vida soy muy asertiva. Pero al tratarse de mi cáncer, fui inicialmente pasiva, delegando todo el control a los médicos y las enfermeras puesto que eran los «expertos». Sin embargo, con todo lo capacitado que están en la profesión médica, son seres humanos y pueden cometer errores. Recuerde, este es el cuerpo *suyo* y es *su* vida la que está en juego.
4. Procure que una amiga u otro ser querido la acompañe a las consultas médicas, a las sesiones de quimioterapia y a la radioterapia, en ambos casos solo por razones emocionales y puramente prácticas. Es de mucha ayuda contar con dos pares de oídos que escuchen lo que el médico dice, en especial cuando la memoria está bajo el efecto de la quimioterapia.
5. Busque y hable con otras mujeres que hayan tenido cáncer de mama. Si no conoce a nadie que lo haya padecido, pídale al médico que la refiera a alguien, o averigüe con la organización local de la Sociedad del Cáncer.
6. Tire su capa de *La Mujer Maravilla* y deje de hacerlo todo sola. Descanse, cuídese y deje a un lado las cosas irrelevantes.

7. No sea tan orgullosa como para no pedir ayuda. Dele a sus amigos y familiares tareas específicas y prácticas para hacer, como cocinar, lavar la ropa y recoger a los niños de la escuela. Brinde a sus seres queridos esta oportunidad de mostrar su amor y apoyo.

8. Hable abiertamente a sus seres queridos con respecto al cáncer. No se aísle ni piense que tiene que ser fuerte y retenerlo todo. Sea honesta con ellos.

Además, hay muchas organizaciones dispuestas a responder todas sus preguntas sobre el cáncer, algunas se mencionan a continuación:

The American Cancer Society [Sociedad Americana del Cáncer]
800-ACS-2345 (800-227-2345)
Sitio en la Internet: www.cancer.org

National Alliance of Breast Cancer Organizations [Organizaciones de la Alianza Nacional del Cáncer de mama] (NABCO)
800-719-9154
Sitio en la Internet: www.nabco.org

National Cancer Institute [Instituto Nacional del Cáncer]
800-4-CANCER (800-422-6237)
Sitio en la Internet: cancernet.nci.nih.gov

The Susan G. Komen Breast Cancer Foundation [Fundación S.G. Komen del Cáncer de mama]
800-I'M-AWARE (800-462-9273)
Sitio en la Internet: www.breastcancerinfo.com

Y-Me National Breast Cancer Organization [Organización Nacional Y-Me del Cáncer de Mama]
línea de apoyo de 24 horas (hotline):
800-221-2141
Sitio en la Internet: www.y-me.org

Además, en la actualidad hay en el mercado varios libros sobre el cáncer de mama, aunque tengo que ser honesta y decirles que deliberadamente *no* los leí, para no dejarme influir al escribir este libro. Pero como ya lo terminé, anhelo revisar algunos de ellos, especialmente *Bosom Buddies* [Senos compañeros] de Rosie O'Donnell. Por la tanto, no se los puedo recomendar. Sin embargo, una búsqueda en la Internet en *amazone.com* les dará los puntos de vista de los lectores y de los críticos.

Bueno, bueno, todos estos recursos ya son suficientes; casi sentí que de nuevo estaba escribiendo mi tesis final de la escuela. Ya es hora de regresar a mi tribuna improvisada «del humor ayuda». La risa funciona. Créamelo.

Pero, el humor es algo muy subjetivo. Lo que yo considero cómico puede no sacarle ni una risita a otra persona, y lo que a otros les parece verdaderamente cómico tal vez a mí no me motive ni a sonreír. Jeff, mi antiguo compañero de trabajo, se encantaba por completo con *Los Tres Chiflados* y Abbott y Costello, pero a mí no me causaban ninguna gracia.

Sin embargo, me atacaba de risa con *Amo a Lucy*, igual que con las viejas cintas del *Show de Dick Van Dyke*.

Entonces, a usted, ¿qué la hace reír?

¿El gordo y el flaco? ¿Los vídeos más chistosos? ¿Adam Sandler?

Tal vez no son los personajes del cine ni la televisión los que desencadenan sus carcajadas sino las historietas cómicas, digamos *Charly Brown, Garfield,* o tal vez *The Far Side* (que Michael siempre tenía que explicarme hasta que compramos nuestra perra, *Gracie*).

Quizás lo que disfrute sea estar con los niños viendo las cosas graciosas que hacen o dicen.

Las mascotas pueden tener el mismo efecto. *Gracie* siempre es una buena fuente de unas cuantas risotadas. Ahora desearía haberla tenido cuando recibí la quimio; también es buena para acurrucarse.

Luego tenemos a la gran dama del buen humor: Erma Bombeck. No creo que haya alguien que no disfrutara a Erma. Era la reina del buen humor.

Lo más importante es encontrar lo que nos haga reír y nos traiga gozo y hacerlo parte de nuestra experiencia con el cáncer.

El gozo levanta el ánimo.

El gozo me parece un paso más allá de la felicidad,
la felicidad es un tipo de atmósfera en donde algunas veces
se puede vivir cuando se es afortunado. El gozo es una
luz que nos llena con esperanza, fe y amor.

Adela Rogers St. Johns

quince

Madres, mamogramas y otras cosas de las que estoy agradecida

Una lista de gratitud.

En gratitud por su buena fortuna usted debe responder sacrificando algo de su vida por otra vida.

ALBERT SCHWEITZER

Uno cambia luego de padecer de cáncer. Se comienza a pensar qué es realmente importante. Qué importa en realidad. Y de qué debemos estar agradecidos. Por lo menos yo lo hice.

Durante una de mis hospitalizaciones comencé a elaborar una lista de agradecimientos.

Aquí está el inicio de mi lista, sigo añadiendo motivos de gratitud.

Mi madre sobreviviente de cáncer de mama
Mi mejor amiga llamada Lana
Un esposo que besó la cicatriz de mi mastectomía cuando la vio por primera vez
Tostitos de maíz y salsa ligera de *Trader Joe*
Barras de helado (de leche con chocolate sin nueces)
Pantimedias que me sirvan
Gene Kelly chapoteando con gran gozo en los charcos en *Cantando bajo la lluvia*
Siestas por la tarde
El Libro de los Salmos
El olor de bebé fresco con talco
Largas caminatas bajo la lluvia de primavera
Las enfermeras compasivas
Pretender ser Barbara Streisand en *Funny Girl* [Muchacha cómica] cantando *Don't Rain on my Parade* [No llueve en mi parada] a todo pulmón a las 3:00 a.m. en el ferry de Inglaterra a Francia.
¡No más chícharos!

Cirujanos plásticos que hacen tatuajes
Volver a tener los senos —o seno— de una joven de veinte años
Un pezón diseñado exactamente para mí
La risa
Medicamentos contra las náuseas
Un seguro para cubrir los gastos médicos
Poder extender los brazos con toda amplitud para abrazar a mi marido otra vez
El baile tap
El asombro infantil
Pudín de chocolate caliente con la «costra» encima
La imaginación
Alguien que se rasca en ese sitio difícil de alcanzar
Esquiar (está bien, barbechar en la nieve) en los Alpes Suizos
Un paseo en góndola en Venecia
La primera visita, que me dejó sin aliento, al museo Louvre
Ver a Yul Brynner en *El rey y yo* en el escenario West End de Londres
Las barberías del vecindario
Que Alien 3 se presentara *antes* de que yo comenzara con la quimio —gracias, Sigourney
Los amigos y familiares que me hicieron o me compraron hermosos sombreros y pañoletas
La magia del maquillaje
Las hamburguesas *Big Boy* de Bob
Las papas fritas y los batidos de chocolate de *McDonald*
Conducir mi auto en el campo los domingos por la tarde
Caleidoscopios
Luchar contra los molinos de viento y soñar los sueños imposibles

Un padre que me enseñó a soñar
Una madre que me alentó con esos sueños
La oportunidad de mostrar y explicar en la escuela
Las películas de Shirley Temple
Las rosas secas, las fotografías viejas, los baúles empolvados del ático, las tiras de encaje, las hebras de perlas...
Mel Gibson con falda escocesa
Un esposo que me dijo que era hermosa cuando estaba calva
Amapolas de California
Rosas dobles y hortensias azules
Los supositorios (¡sí, de veras!)
Turbantes de terciopelo para usar en cama, por la noche, y evitar el frío en la cabeza
La oración de San Francisco de Asís
«...huestes de narcisos dorados...» de Wordsworth
El hombre que amó «el alma de peregrina» que hay en mí
Las caminatas por la noche con Michael y Gracie, nuestra perra
Héroes cineastas: John Wayne, Gary Cooper, Gregory Peck ...
Héroes reales: El apóstol Pablo, Albert Schweitzer, mi padre
Un conteo normal de glóbulos blancos
La Estatua de la Libertad y lo que significa
Volar un planeador en la campiña inglesa
La vista de París desde la Torre Eiffel
El Arco del Triunfo iluminado de noche
Un tazón de pan agrio con sopa de almejas de *Pier 39 de San Francisco*
Observar las ballenas en la Bahía de Monterey en California
Poder caminar sin dolor

Presillas para papeles, corrector blanco y discos de respaldo
¡No más matemáticas!
Ir de compras de Navidad sin tener que detenerme a los pocos minutos para descansar
El sonido del viento entre las copas de los árboles
Jimmy Stewart, Cary Grant y Katharine Hepburn
La página de «Enriquezca su vocabulario» de Selecciones Reader's Digest
Salir de la exhibición de tiburones de Mundo Marino con mis extremidades intactas
Mi maestra de primer grado que se llamaba Señorita Vopelinsky
Despertar después de la cirugía
Las mantas calientes de la enfermera del turno de la noche
La biblioteca ambulante y las maravillosas horas escolares que pasaba en la biblioteca
Los amigos favoritos de la infancia: *Mujercitas, The Bobbsey Twins, Five Little Peppers and How They Grew, los libros de Betsy, Tacy y Tib, Los misterios de Trixie Belden.*
Graduarme de la universidad —por fin— a mis treinta
Un beso dulce y pegajoso de un niño
Mi hermanito Todd que cantaba a cambio de veinticinco centavos.
Mi hermana Lisa y nuestra cama de marquesina de la infancia
La misma hermana que vino a inyectarme después de las quimioterapias
El silencio
Conversaciones estimulantes
Correo electrónico, amigos por correspondencia y tarjetas postales de lugares lejanos

Tostar alteas y cantar *Kumbayah* en un campamento de verano
Que no hubiera lugar en el mesón
Ver a Ginger Rogers y las *Rockettes* en *Radio City Music Hall*
Que el pelo vuelva a crecer
El *Chateaubriand* de mi cuñado Jim
Trozos de cangrejo bañados en mantequilla
Ayunar
Inclinar la cabeza en oración
De nuevo tener fuerzas para echar gasolina
La oportunidad de ver ¡en vivo! la actuación de Sammy Davis Jr. en *Mr. Bojangles*
Inglaterra, «mi Inglaterra»
Pastelillos de mantequilla calientes con mermelada de fresa y crema espesa y una taza de té
Vagar por Yorkshire —el país de James Herriott
Una oración gramatical perfecta
Louisa May Alcott y Laura Ingalls Wilder
Almas gemelas
Amigos y vecinos de calle abajo que me permitieron usar su bañadera cuando tuvimos problemas de plomería
Tibias batas de franela en lugar de las reducidas batas de hospital
C.S. Lewis y Las crónicas de Narnia
Gracia admirable con gaitas
Comida china para llevar
Leer en la bañadera
Que mamá me trajera: Sopa de fideos con pollo, galletas de soda y un refresco *7-Up* tibio cuando estaba enferma
Ver a Glenda Jackson en *Antonio y Cleopatra* en *Stratford-on-Avon*

La Acrópolis ateniense de noche
Un esposo que me cambiaba las bolsas de suero de la venoclisis a media noche
Ver *La Novicia Rebelde* por primera vez cuando era niña en un gran teatro de Chicago, especialmente la escena donde Julie Andrews canta *Las montañas están vivas...*
Las maravillosas tardes de sábado en la Galería Nacional de Londres
Ritmos irlandeses, acento de los escoceses y *cualquier* acento de Inglaterra
El merengue azucarado y hervido de mi abuela que crujía al morderlo
Que la promesa «en salud y en enfermedad» realmente significa algo
Galletitas de mantequilla de maní de las *Niñas Exploradoras,* o de Samoa
Hermanas —y cuñados— que me ayudaron de maneras prácticas mientras me estaba recuperando
Una prótesis para darme un pecho simétrico otra vez
Gritar con emoción mientras trato de escapar de la ola que se acerca
La maestra de sexto grado llamada la señorita Vanderbrug
Mis padres presentándome a Mario Lanza y los musicales MGM cuando era chica
Excursiones al campo durante mi infancia —El Museo de Ciencias e Industria de Chicago, y el viaje de quinto grado a la Sinfónica
El Mesías de Handel
El cuarteto de cuerdas tocando *Canon* de Pachelbel
Linus recitando el Evangelio de Lucas en *Una Navidad de Charlie Brown*
«Ahora me acuesto a dormir...»

Oración contestada
El 4 de julio ver EN VIVO el *Boston Pops,* en Boston Common
Nada menos que Judy (Garland) cantando *Over the Rainbow* [Sobre el arco iris]
Mandy Patinkin cantando *Lily's Eyes* [Ojos de Lily] de *The Secret Garden* [El jardín secreto]
Nunca más estar conectada a una venoclisis
Acampar en *Calaveras Big Trees* con Michael
Visitar quince países antes de cumplir veintitrés años
Nadar en el profundo Mar Mediterráneo de color turquesa
Las palomas levantando el vuelo en la Plaza de San Marcos en Venecia
Ver *La noche estrellada, estrellada* de Van Gogh
Tantos Rembrandts en el *Rijksmuseum* en Amsterdam
El viaje en tren de Oxford a Londres
La Novena Sinfonía de Beethoven
Patsy Cline cantando *Crazy* [Loca]
Una gran metáfora
Que la tumba esté vacía
Poder rodarme en mi cama y volver a dormir de lado
Kringle (fabuloso bizcocho danés) de mi pueblo Racine, en Wisconsin
El Diario de Anne Frank
Libros que permanecen con uno mucho después de terminarlos
La mano que me da un niño que confía en mí
Esperar hasta la noche de bodas
Un amor que crece más con el tiempo
«Iré adonde tú vayas ...»
La madre Teresa

Corrie ten Boom y *El Refugio Secreto*
Los cirujanos amables y diestros
Los médicos que tratan bien a los enfermos
Los días cuando los mozos traían al auto tarros de soda *Root Beer* bien fría
Debbie Reynolds cantando *Tammy's in Love* [Tammy está enamorada]
Ver La Sirenita en el puerto de Copenhague
Mentas, palomitas con mantequilla y Coca-Cola Cereza en el cine
Ver a Rosemary Clooney ¡EN VIVO!
Recuperar mi energía para divertirme en las noches jugando *Trivial Pursuit* con amigos
Ver las Luces del Norte desde la cabina del piloto de un C-141 de la Fuerza Aérea
Ver con Michael la puesta del sol sobre el océano en Punto Reyes
Librerías de libros usados
Sir Gibbie de George MacDonald
My Utmost for His Highest [Mi mejor esfuerzo para Sus más altas expectativas]
Esa primera vez que vi la Venus de Milo y me dio un vuelco el corazón
Ver, de cerca y personalmente, los lirios de agua de Monet
Un padre que marchó al paso de su «tamborilero diferente»
Escuchar mi propio «tamborilero diferente»
Que Jesús sollozó
Saber que jamás olvidaré, luego de visitar Dachau
Las tías favoritas
Las mujeres que generosamente me mostraron su pecho reconstruido

Caminar a lo largo del Sena
Un baño de sol en las Islas Griegas
Sentirme hipnotizada por la experiencia teatral de *Nicholas Nickleby* en el Festival de Shakespeare de Los Grandes Lagos en Cleveland, Ohio
Mi matrimonio con otro artista
Once tulipanes rosados y uno rojo
El poder de los sueños
Que yo era *Yenta Mi* («Mi niñita» en danés) de mi padre
No más exámenes finales
El camión de entrega de paquetes parado frente a la casa
Servicios de medianoche en la época de Navidad
Tim, mi hermano «bebé» con el cabello rizado
El privilegio de vivir en Inglaterra durante tres años
Rapsodia de un tema de Paganini de Rachmaninoff
La jovial prisa de reconocer, al verlo, el retrato de Sarah Siddons de Gainsborough en Londres después de leer sobre esa ciudad hace muchos años, de niña, en Wisconsin
The Girl of the Limberlost [La niña de Limberlost]
Bobby Darin cantando *Mack the Knife* [El cuchillo Mack]
Billy Graham
Recibir la noticia de mi primer contrato del libro exactamente al cumplir cuarenta años
Cheques recibidos por los derechos de autor
Un año más sin cáncer

Para obtener información acerca de conferencias, compromisos, retiros, almuerzos o una actividad de un día, tenga la bondad de comunicarse con Laura Jensen Walker c/o Revell Publicity (o con Laura por el correo electrónico: Ljenwalk@aol.com).